Dr. med. Dipl. Psych. Annelie Scheuernstuhl

HP Anne Hild

Natürliche Hormontherapie

GOLDMANN

Alle Ratschläge in diesem Buch wurden von den Autorinnen und vom Verlag sorgfältig erwogen und geprüft. Eine Garantie kann dennoch nicht übernommen werden. Eine Haftung der Autorinnen beziehungsweise des Verlags und seiner Beauftragten für Personen-, Sach- und Vermögensschäden ist daher ausgeschlossen.

MIX
Papier | Fördert gute Waldnutzung
FSC® C083411
FSC www.fsc.org

Penguin Random House Verlagsgruppe FSC® N001967

1. Auflage
Deutsche Ausgabe Januar 2024

Umschlag: ad-department
Layout/Satz: Wilfred Klei, Bielefeld
Druck und Bindung: cpi books GmbH, Leck
Printed in the EU

ISBN 978-3-442-14052-7

www.goldmann-verlag.de

Dr. med. Dipl. Psych. Annelie Scheuernstuhl
HP Anne Hild

Natürliche Hormontherapie

Alles Wissenswerte über Hormone, die Ihre Gesundheit nebenwirkungsfrei ins Gleichgewicht bringen können!

GOLDMANN

Wichtiger Hinweis für alle Leserinnen und Leser:
Die in diesem Buch veröffentlichten Inhalte und Ratschläge wurden von den Autorinnen und dem Verlag mit größter Sorgfalt recherchiert, erarbeitet und überprüft. Eine Garantie dafür kann jedoch weder von den Verfasserinnen noch vom Verlag übernommen werden. Des Weiteren wird eine Haftung von Seiten des Verlages sowie der Verfasserinnen für irgendwelche Sach-, Personen- und Vermögensschäden ausgeschlossen. Jede Leserin und jeder Leser sollte mit seiner Gesundheit und den Informationen in diesem Buch verantwortungsbewusst umgehen, sich bei Beschweren und Krankheiten kompetenten Rat einholen und insbesondere neu auftretende Symptome nicht ohne fachkundige medizinische Unterstützung selbst behandeln.

Um klar zu sehen,

genügt oft ein Wechsel der Blickrichtung.

Antoine de Saint Exupéry

Vorwort und Vorstellung der Autorinnen

Vorwort zur Neuauflage „Natürliche Hormontherapie“

Fünf Jahre sind vergangen seit dieses Buch geschrieben wurde und viel ist inzwischen geschehen. So spricht sich immer mehr herum, dass es eine sanfte Alternative zur Behandlung von Hormonstörungen gibt, „die Biologische Hormontherapie“. Sie verwendet bioidentische Hormone, angepasst an den jeweiligen Bedarf und nebenwirkungsfrei, wozu auch dieses Buch nicht unwesentlich beigetragen hat.

Auch die Rolle des Vitamins D3 in unserem Körper, seine wichtige Funktion für das Immunsystem, die Vitalität, den Stoffwechsel, ja, die Gesundheit und das Wohlbefinden überhaupt und nicht nur für die Stabilität der Knochen, wird immer mehr bekannt.

„Schützt Sonne vor Krebs?“ fragt ganz provokant der Vitamin D-Experte Dr. Raimund von Helden und beantwortet sie aufgrund vieler Studien und Untersuchungen der letzten Jahre mit einem klaren JA. Deshalb finden Sie in diesem Buch auch ein Kapitel darüber.

Wenn immer mehr offensichtlich wird, was Naturstoffe, wie die biologischen Hormone oder das Vitamin D für unsere Gesundheit leisten können, bin ich gespannt, was in den nächsten Jahren noch alles bekannt werden wird.

Viel Spaß beim Lesen und viele neue Erkenntnisse
wünsche ich Ihnen!

Dr. med. Dipl. Psych. univ.
Annelie F. Scheuernstuhl
Starnberg, im August 2014

Als Heilpraktikerin und Homöopathin bin ich begeistert, wie sehr sich im Bereich der natürlichen Hormontherapie die Behandlung mit homöopathisch potenzierten Hormonen verbreitet hat. Die Zahl von Heilpraktikern und Ärzten, die in Deutschland, Österreich und der Schweiz homöopathische Hormone in ihrer Praxisarbeit einsetzen, nimmt Monat für Monat zu. Auch aus diesem Grund wurde in dieser überarbeiteten Ausgabe den Themen Hormone und Homöopathie ein eigenes Kapitel gewidmet.

Neben den Informationen zu bewährten Indikationen bei hormonbedingten Störungen, der Tautopathie und den Phytohormonen wurde so das gesamte Behandlungsspektrum abgedeckt und die neuesten Erkenntnisse eingearbeitet.

Ich wünsche mir, dass dieses Buch für Sie ein guter und verlässlicher Ratgeber bei allen hormonbedingten Gesundheitsfragen wird.

Ihre
Anne Hild
Flueli-Ranft, im August 2014

An diesem Punkt wollen wir uns kurz vorstellen:

Dr. med. Dipl.- Psych. Annelie Friederike Scheuernstuhl:
Meine Geschichte beginnt im Jahre 1996.

Damals war ich Mitte vierzig, praktizierende Allgemeinärztin und Psychologin in einer ländlichen, großstadtnahen Kassenpraxis, Mutter zweier erwachsener Kinder und Großmutter meines ersten Enkelkindes. Beruflich war ich sehr eingespannt, hatte durch die erste „Reform des Gesundheitswesens" viel zusätzlichen Stress, und unerwartet starb meine Mutter.

Plötzlich hatte ich Schlafstörungen, war tagsüber müde und unkonzentriert, litt unter Schwindelgefühlen und dem Gefühl, keinen festen Boden mehr unter den Füßen zu haben, Kreislaufstörungen, mein Blutdruck spielte verrückt, ich hatte Herzstolpern und Herzschmerzen, ganz plötzlich wurde mir heiß und der Schweiß brach aus allen Poren, im nächsten Moment fror ich und mir war eiskalt. Wenn ich nachts aufwachte, dann war das Nachthemd klatschnass, ich hatte Anfälle von Angst und Panik, Gelenkschmerzen, Muskelschmerzen, Denkstörungen – und fragte mich, was ist nur los mit mir? Nichts war mehr wie früher, ich brach aus nichtigsten Anlässen in Tränen aus und hatte das Gefühl, „das war es, ich habe sicher einen Hirntumor!". Wie anders ließ sich die Vielfalt der Beschwerden denn erklären? Oder war es vielleicht doch nur die Erschöpfung, ein Burn-out-Syndrom?

Und dann, nach einigen weiteren Wochen, endlich die Erkenntnis: Hormonstörung! Ich bin in den Wechseljahren!

Damals schon kam mir der Gedanke, wenn ich, als sogenannte Fachfrau, Monate brauchte, bis ich erkannte, was da gerade mit mir passiert, wie mag es dann Frauen gehen, die nicht entsprechend vorgebildet sind? Aufklärung über Hormone und ihre weitreichenden Wirkungen tut not, und dazu soll dieses Buch unter anderem beitragen.

Dies ist jedoch kein weiteres Buch über Wechseljahre! Es zeigt auf, was nachlassende Hormone alles verursachen können, in jeder Phase des Erwachsenseins, bei Frau und Mann und in homöopathischer Form auch schon bei Kindern.

Die Schulmedizin kennt nur die Behandlung durch künstliche „Hormone", und die haben, allen Beschwichtigungen und Bagatellisierungsversuchen zum Trotz, enorme Nebenwirkungen. Die Liste unerwünschter Wirkungen liest sich wie ein Gruselroman, der offenlässt, was weniger schlimm ist, weiterhin diese Sensationen mit enormer Einbuße an Lebensqualität zu erleiden oder alternativ eine erhöhte Krebsgefährdung, Thrombosen oder Lungenembolien in Kauf zu nehmen.

Nach vergeblichen Versuchen mit pflanzlichen Mitteln und der Homöopathie fiel mir dann „zufällig" ein Buch des amerikanischen Arztes Dr. John R. Lee in die Hände, der seit Jahrzehnten Frauen und Männer mit natürlichen Hormonen behandelte und damit sehr gute Erfolge ohne Nebenwirkungen erzielte. Durch die Anwendung seiner Empfehlungen hatte ich nach kurzer Zeit das Gefühl, es geht mir besser, und nach Monaten fühlte ich mich nicht nur wieder fast gesund, auch meine Venenbeschwerden waren besser geworden, meine Stimmung stabiler, mein Schlaf erholsamer... Und womit behandelte er? In den meisten Fällen mit natürlichem Progesteron, dem sogenannten Gelbkörperhormon.

Und wieso Progesteron? Wieso nicht mit Östrogenen?

Und warum ist das nicht bekannter?

Auf diese und viele weitere Fragen werden wir in diesem Buch ausführlich eingehen und auch Lösungen anbieten, die sich schon jahrzehntelang bewährt haben.

„Zufällig" ist mir Anne Hild begegnet. Eine klassische Homöopathin, die sich seit etwa zwei Jahren mit dem Gedanken befasste, ein Buch über diese Art der Behandlung zu schreiben. Das ist seit vielen Jahren auch mein Wunsch, den ich aus Zeitmangel bisher nicht realisieren konnte. Wir stellten sehr schnell fest, dass in vielen Punkten eine große Übereinstimmung besteht und wir uns gut ergänzen. So entstand dieses Buch.

Dr. med. Dipl.-Psych. Annelie Friederike Scheuernstuhl
Fachärztin für Allgemeinmedizin, psychosoziale, psychosomatische Medizin und Naturheilkunde, Diplom-Psychologin. Sie studierte an den Universitäten München und Erlangen Philosophie, Pädagogik, Psychologie und Humanmedizin. Weiterbildung unter anderem in Diagnostik und Therapie von Hormonstörungen,

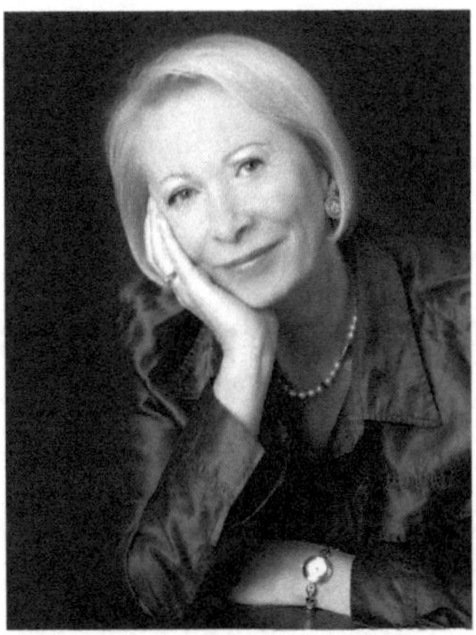

Dr. F.X. Mayr-Therapie und in Orthomolekularer Medizin. Heute führt sie eine Privatpraxis für Ganzheitliche Medizin in Starnberg. Ihr Schwerpunkt ist die natürliche Hormontherapie.

Um diese ganzheitliche Therapie weiter zu verbreiten, veranstaltet sie regelmäßig Aus- und Weiterbildungsseminare für ÄrztInnen, HeilpraktikerInnen und andere Angehörige der Gesundheitsberufe, wie Hebammen und Krankenschwestern.

Die aktuellen Termine und eine sich ständig erweiternde Liste der mit der Biologischen Hormontherapie vertrauten ÄrztInnen und HeilpraktikerInnen findet sich auf der Homepage.

www.dr-scheuernstuhl.de | www.drscheuernstuhl.de

Anne Hild, Homöopathin und Heilpraktikerin: Wie die Zufälle des Lebens so spielen ...

... und auch ich glaube nicht an Zufälle.

Wie viele Frauen bin ich über eigene Erfahrungen irgendwann, nach langem Suchen, zur natürlichen Hormontherapie gekommen. Meine eigene Geschichte ist in einem der vielen Erfahrungsberichte in einem späteren Kapitel des Buches zu finden.

Vor einigen Jahren, es war bei einem Seminar über natürliche Hormone, wurde mir bewusst, welch enormen Einfluss Hormone auf unsere Gesundheit und unser Wohlbefinden haben und dass die Behandlung mit naturidentischen Hormonen vielen Menschen helfen kann. Unser Hormonsystem ist durch viele verschiedene Einflüsse, wie Umweltbelastungen, toxische Stoffe in Ernährung und Trinkwasser, synthetisch veränderte „Hormone", Medikamente und nicht zuletzt durch eine enorme Zunahme von Stress durcheinandergeraten. Diese Einflüsse machen es zum Beispiel einer energetischen Behandlung, wie sie die Homöopathie darstellt, sehr schwer, wenn nicht sogar ganz unmöglich, zu behandeln. Die pflanzlichen, sogenannten Phytohormone sind auch keine Alternative, greifen sie oft hemmend in den Hormonregelkreislauf ein, da sie wichtige Rezeptoren für natürliche Hormone besetzen und darüber hinaus noch Nebenwirkungen haben. Auf den Unterschied zwischen bioidentischen und Phytohormonen werden wir im Buch genauer eingehen.

Wohin sich also wenden in der Not? Damals reifte die Idee, das Wissen um bioidentische Hormone an andere weiterzugeben, Informationen und einen einfachen Test zur Hormonbestimmung anzubieten und einen Ratgeber zu schreiben. „Zufällig" begegnete mir Dr. Annelie Scheuernstuhl. Vom ersten Moment an beeindruckten mich ihr Fachwissen, ihre Offenheit und ihr

Humor. Wir begannen gemeinsam unser Buchprojekt in die Tat umzusetzen.

Mit diesem Buch beabsichtigen wir, ein weithin unbekanntes Thema ins Bewusstsein zu bringen, Frauen und Männern konkrete Hilfen anzubieten und Betroffene in die Lage zu versetzen, ihren Ärzten und Ärztinnen die richtigen Fragen zu stellen und eine andere, biologische Behandlung zu fordern. Wir möchten Sie ermutigen, neue Wege zu gehen.

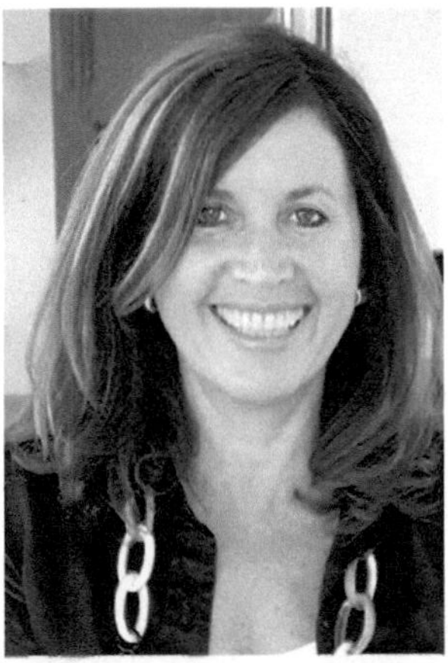

Anne Hild

Heilpraktikerin, klassische Homöopathin und Autorin mehrerer erfolgreicher Bücher.

Lange Zeit führte sie eine eigene homöopathische Praxis in Deutschland. Heute lebt sie in der Schweiz und betreibt unter anderem die Internetplattform HORMONY.

Ihr Anliegen ist es, die natürliche Hormontherapie weiter bekannt zu machen. Hierzu baut sie das ständig wachsende Netzwerk von Ärzt/innen, Therapeut/innen und Apotheker/innen weiter aus.

www.hormony.de

Kapitel 1
Was sind Hormone und warum sind sie so wichtig?

„Wie es auch sei, das Leben, es ist gut.“

JOHANN WOLFGANG VON GOETHE

Hormone sind Botenstoffe im Körper, die in den Drüsenzellen verschiedener Organe oder Organsysteme gebildet und anschließend ins Blut abgegeben werden. Sie sind außerordentlich wichtig für das geordnete Zusammenspiel unserer Körperfunktionen und unverzichtbar für unsere Gesundheit. Sie gelangen mit dem Blut zu ihren „Zielzellen“, an die sie bestimmte Informationen übermitteln und/oder weitere Stoffwechselprozesse auslösen. Genauer gesagt passiert diese Übermittlung über spezielle Rezeptoren, das sind die Andockstellen, an denen die Hormone an Zellen binden können. In diese Rezeptoren passen sie exakt hinein, wie beim Schlüssel-Schloss-Prinzip, ein anderes Hormon oder sonst ein Stoff können an dieser Stelle nicht binden.

Hormone haben schier unüberschaubare und lebenswichtige Aufgaben in unserem Körper. Sie regeln Stoffwechsel, Blutdruck, Herzfrequenz, Blutzuckerspiegel, Körpertemperatur, Wasserhaushalt und natürlich unsere Lust auf Sex, die Zeugung, die Fortpflanzung, die Schwangerschaft und vieles andere mehr. Ganz entscheidend sind Hormone für unsere Stimmungslage und unsere Gefühle. Darüber hinaus sind sie maßgeblich daran beteiligt, ob wir uns gesund fühlen. Hormone sind deutlich unterschätzte Faktoren für das von der Natur vorgesehene, korrekte Miteinander in unserem Körper.

Die meisten Menschen denken bei Hormonen sofort an die Geschlechtshormone, die in unseren Körpern eine enorm große Rolle spielen, dennoch gibt es sehr viele andere wichtige Hormone. Ein gutes Beispiel ist das Insulin, ohne das es keine Verwertung der Nahrung im Körper gibt. Oder die Schilddrüsenhormone, die als Dirigent das gesamte Hormonorchester der (Steroid-)Hormone regeln und dirigieren. Nennen kann man hier auch das Wachstumshormon, das bei Erwachsenen für Regeneration und Gesundheit zuständig ist, die Stresshormone Adrenalin und Noradrenalin, das Hormon Prolaktin, das die Milchbildung reguliert, das Schlafhormon Melatonin, das Wohlfühlhormon Serotonin und viele andere mehr.

Frauen und Männer haben übrigens identische Hormone, nur die Mengen sind etwas unterschiedlich. Rein statistisch hat ein erwachsener Mann mittleren Alters nur etwa ein Drittel mehr Testosteron, das männliche Hormon, als eine erwachsene Frau der gleichen Altersstufe. Deutliche Unterschiede zeigen sich natürlich während einer Schwangerschaft, in der Embryonalzeit (Wird es ein Bub? Wird es ein Mädchen?) und während der Pubertät. Die Wechseljahre, die lange als ein typisch weibliches Phänomen galten, gibt es bei beiden Geschlechtern. Auch Männer kommen „in die Jahre", mitunter auch für sie deutlich spürbar. Während dieser Lebensabschnitt bei der Frau seit Langem untersucht und bei Beschwerden auch behandelt wird, ist die sogenannte Andropause, das Klimakterium virile, wie die Wechseljahre des Mannes auch genannt werden, sowie die Forschung und Therapie dazu noch sehr neu. So sind sinnvolle und natürliche Behandlungskonzepte für männliche Beschwerden in diesem Lebensalter auch noch viel zu wenig bekannt.

Hormone sind also äußerst wirksame Substanzen, die die Fähigkeit haben, über Krankheit und Gesundheit zu entscheiden. Nur wenn unsere Hormone im Gleichgewicht sind, sind wir gesund und fühlen uns auch so. Viele Krankheiten, deren Ursachen in einem Hormonungleichgewicht liegen, werden von der Schulmedizin sehr häufig nicht richtig diagnostiziert und therapiert. Auch Krankheiten, die scheinbar nichts mit Hormonen zu tun haben, wie Depressionen, Schwindelzustände, Schlafstörungen, Übergewicht, Gallenblasenleiden, gehäufte Blaseninfekte, Blasenfunktionsstörungen, Migräne, Fibromyalgie oder andere Schmerzzustände können durch eine Behandlung mit bioidentischen Hormonen, also Hormonen, die genau den körpereigenen Hormonen entsprechen, ohne jegliche Nebenwirkungen geheilt oder zumindest stark gebessert werden.

Kapitel 2
Der Unterschied zwischen biologischen / bioidentischen und körperfremden Hormonen

„Die Zeit wird kommen, wo unsere Nachkommen sich wundern, dass wir so offensichtliche Dinge nicht gewusst haben.“

SENECA

Was ist nun der Unterschied zwischen dem, was üblicherweise unter Hormonen verstanden wird, und den Stoffen, die alleine diesen Namen führen sollten?

Hier ein Beispiel zur Verdeutlichung: Stellen Sie sich vor, Sie sind so wohlhabend, dass Sie überall auf der Welt Immobilien besitzen. Da Sie nicht wissen, an welchem Ort Sie morgen sein werden, haben Sie nur einen einzigen Schlüssel, den Generalschlüssel, der zu allen Ihren Immobilien passt. So ähnlich kann man sich die Situation der Hormone im Körper vorstellen. Sie sind der Generalschlüssel, der zu allen Zellen passt, um diese zu öffnen und Stoffwechselprozesse in Gang zu bringen. Wenn nun dieser „Schlüssel“ völlig identisch kopiert wird, ist es unwichtig, ob mit dem Original oder der Kopie geöffnet wird. Wenn er allerdings auch nur ein bisschen anders aussieht und nur teilweise passt, werden Sie in viele Ihrer Häuser und Wohnungen nicht mehr hineinkommen. Der Schlüssel bleibt vielleicht im Schloss stecken oder passt möglicherweise beim Nachbarn, was den Besitzer vermutlich nicht freuen dürfte.

Medikamente mit hormonähnlicher Wirkung, die fälschlicherweise – auch von Fachleuten – Hormone genannt werden, sind wie nicht exakt kopierte Schlüssel, die nicht genau oder an falschen Stellen passen. Daher können sie falsche Reaktionen auslösen oder sich im Körper ganz anders verhalten als es ihre natürlichen Vorlagen tun, und statt das Gleichgewicht wieder herzustellen, verschlechtern sie es noch mehr.

Wenn die biochemische Struktur des nachgemachten Hormons genau der des biologischen Originals entspricht, dann handelt es sich um bioidentische Hormone und es ist für den Körper egal, ob es im Labor hergestellt wurde oder ob er es selbst gebildet hat. Die biochemische Struktur ist entscheidend. Der nachgemachte Schlüssel muss vollkommen identisch sein, dann entspricht die Kopie dem Original und kann ebenso wie dieses alle Schlösser öffnen und die damit verbundenen Stoffwechselprozesse auslösen. Entspricht die biochemische Struktur des nachgemachten Hormons nicht exakt der des Originals, sondern ist nur ähnlich, dann handelt

Die biochemische Struktur ist entscheidend!

Ob es sich um echte, bioidentische Hormone handelt, die jenen in unserem Körper exakt gleichen, oder ob wir es mit synthetischen, künstlichen, unserem Körper fremden Stoffen, Medikamenten mit hormonähnlicher Wirkung zu tun haben, entscheidet sich nicht durch die Tatsache, dass ein Hormon im Labor hergestellt wird. Es kommt darauf an, dass das Produkt aus dem Labor, „die Kopie", in allen Punkten identisch ist mit unserem körpereigenen Hormon, „dem Generalschlüssel" – und das nicht nur ungefähr, sondern ganz exakt und genau! Wenn die Struktur des im Labor nachgemachten Hormons genau der des biologischen Originals entspricht, dann ist es für den Körper egal, ob er es selbst produziert hat oder ob es im Labor hergestellt wurde.

es sich um körperfremde Stoffe, die den Namen „Hormon“ gar nicht verdienen, sie sollten exakter benannt werden als „Medikamente mit Hormonwirkung“.

Durch neue Studien wird immer offensichtlicher, wie wichtig das geordnete Zusammenspiel aller Hormone in unserem Körper für die Gesundheit ist. Hormonsubstitution sollte also immer Simulation der Natur sein. Das heißt, dass das Fehlende mit exakt dem Stoff ersetzt wird, der eben fehlt, und im Zusammenspiel aller beteiligten Stoffe so das Gleichgewicht wieder herstellt.

Kapitel 3
Eine kurze Einführung in das Zusammenspiel der Hormone – ein Überblick

„Es gibt nur eine Heilkraft – und das ist die Natur, in Salben und Pillen steckt keine. Höchstens können sie der Heilkraft der Natur einen Wink geben, wo etwas für sie zu tun ist."

ARTHUR SCHOPENHAUER

Das Zusammenspiel der Hormone im Körper kann man sich vorstellen wie den Regelkreis einer Heizungsanlage. Der Regler dort ist auf eine bestimmte Temperatur eingestellt. Wird diese unterschritten, beginnt die Heizung zu arbeiten, wird sie überschritten, schaltet die Anlage sich ab. Im Körper geht das ähnlich vonstatten, mit dem Unterschied, dass es viele solcher Regelkreise gibt, die alle untereinander und miteinander in Beziehung stehen.

Der Hypothalamus und die Hypophyse im Gehirn sind unsere Schaltzentralen, die über Steuerhormone Regelkreise steuern. Sie sind sozusagen die Komponisten, die das Stück schreiben und über ihre Steuerhormone dafür sorgen, dass es vom Orchester, den Nebennieren, den Eierstöcken und den Hoden, gespielt werden kann. Die Schilddrüse wiederum ist der Taktgeber, der Dirigent, der den Regelkreis mitsteuert, beziehungsweise das Orchester dirigiert.

3.1 Hypothalamus und Hypophyse

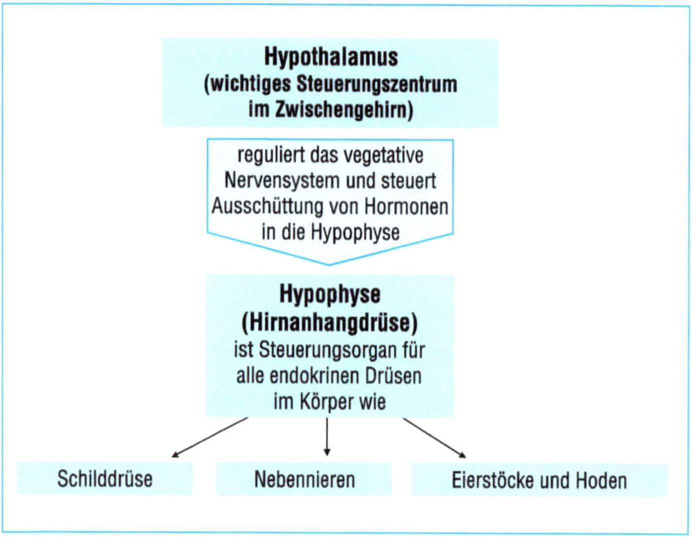

Der Hypothalamus im Gehirn reguliert über viele verschiedene Botenstoffe unser vegetatives, autonomes, also willentlich nicht beeinflussbares Nervensystem. Das heißt, er wirkt auf die Verdauung, den Blutdruck, die Herzfrequenz, die Atmung, die Körpertemperatur, den Wasserhaushalt und die Nahrungsaufnahme. Er steuert auch die Bildung und die Ausschüttung von Hormonen in der Hypophyse, der Hirnanhangdrüse.

Die Hypophyse wiederum ist das Steuerungsorgan für alle endokrinen (inneren) Drüsen im Körper, zum Beispiel die Schilddrüse, die Nebennieren, die Eierstöcke und die Hoden.

3.2 Die Steuerhormone

- **TSH** (Thyreoideastimulierendes Hormon) regt die Schilddrüse zur Bildung von Schilddrüsenhormonen an oder bremst diese Bildung.

- **ACTH** (Adrenocorticotropes Hormon) sorgt dafür, dass in den Nebennieren Cortisol (und seine Vorstufe Kortison) gebildet wird, unser Stresshormon Nummer eins, aber auch Aldosteron, ein Hormon für die Funktion der Niere selbst, und in geringen Mengen auch einige Sexualhormone.
- **FSH und LH** steuern zusammen die Keimzellenbildung und deren Reifung bei Frau und Mann.
  FSH, das Follikel stimulierende Hormon, auch Follitropin genannt, bewirkt die Eireifung im Eierstock der Frau und die Samenbildung (Spermiogenese) beim Mann.
  LH, das luteinisierende Hormon, auch Luteotropin genannt, fördert bei der Frau den Eisprung (Ovulation), die anschließende Gelbkörperbildung, die Progesteronproduktion und verstärkt im Eierstock die Bildung von Androgenen und Östrogenen. Beim Mann bewirkt LH die Spermienreifung und verstärkt die Bildung von Androgenen im Hoden, die dann als Testosteron ins Blut abgegeben werden.
- **Prolaktin** bewirkt hauptsächlich die Milchproduktion und das Wachstum der Brustdrüsen der Frau. Es wird vermehrt in der Schwangerschaft gebildet und in der Stillzeit massiv ausgeschüttet. Prolaktin kann die Bildung eines reifen Eies im Eierstock unterdrücken, um während der Stillzeit keine weitere Schwangerschaft entstehen zu lassen. Eine Erhöhung von Prolaktin findet sich aber auch bei beiden Geschlechtern bei Stress, bei längerem Gebrauch der „Pille“ und von bestimmten Schlaf- oder Beruhigungsmitteln, bei einer gutartigen Vergrößerung der Hypophysendrüse und bei einer Schilddrüsenunterfunktion.

3.3 Die hormonbildenden Organe

- **Hypothalamus und Hypophyse**, die die Steuerhormone TSH, ACTH, FH, LH und Prolaktin bilden.
- **Schilddrüse**, die das Hormon T4 / Thyroxin und daraus umgewandelt das aktive Hormon T3 /Thyreonin bildet.
- **Nebenschilddrüsen**, die das Parathormon ausschütten, das unter anderem für den Knochenstoffwechsel unverzichtbar ist.
- **Nebennieren**, kleine Drüsen, die auf den Nieren sitzen und die Stresshormone Adrenalin, Kortison / Cortisol, DHEA und in geringen Mengen auch Progesteron bilden.
- **Eierstöcke und Hoden,** die die Geschlechtshormone, Östrogene (Östradiol und Östriol), Testosteron und das wichtige, aber oft vergessene Progesteron bilden.

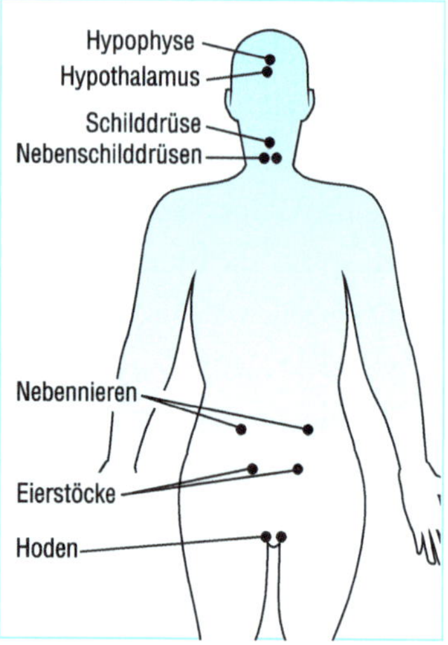

Lage der hormonbildenden Organe

Cholesterin aus der Leber ist die Grundsubstanz aller Steroid- oder Sexualhormone. Auch wenn im allgemeinen Sprachgebrauch die Hormone nach Geschlecht differenziert werden, muss angemerkt werden, dass es keine geschlechtsspezifischen Hormone gibt. Die sogenannten weiblichen Geschlechtshormone, die Östrogene, kommen genauso auch beim Mann vor, und die männlichen Androgene, allen voran das männliche Testosteron, sind für Frauen vor allem für Energie und Aktivität wichtig.

Progesteron wiederum ist ein geschlechtsneutrales Hormon, das ebenso wie das Kortison/Cortisol bei Frau und Mann vorkommt. DHEA aus der Nebenniere und Progesteron aus dem Eierstock oder in geringeren Mengen ebenfalls auch in den Nebenieren gebildet, bei Männern auch in den Hoden, sind für viele Hormone wichtige Vorstufen, aus denen weitere Hormone wie Testosteron, Östrogene und Kortison/Cortisol gebildet werden.

3.4 Die Steroidhormone – Sexualhormone der Frau und des Mannes

Die Sexualhormone oder Geschlechtshormone heißen auch Steroidhormone, da sie biochemisch gesehen alle die gleiche Grundstruktur haben, ein sogenanntes Steroidgerüst. Sie alle werden aus Cholesterin gebildet, das aus der Leber kommt. Cholesterin ist damit der Ursprungsbaustein aller Geschlechtshormone und keineswegs ein unnötiger Stoff im Körper, der gesenkt werden muss, wenn er ansteigt. So wird meist auch nicht darüber nachgedacht, warum Cholesterin angestiegen ist. Vielleicht durch eine Unterfunktion der Schilddrüse? Die ihrerseits wieder durch zu wenig Progesteron oder ein Zuviel an unbalanciertem Östrogen in der Unterfunktion ist? Weitere Gründe können zu wenig körperliche Bewegung oder ein nachlassender Leberstoffwechsel sein. Die Nahrung ist es jedenfalls nicht, so viel ist inzwischen bewiesen. Wenn Cholesterin der Grundbaustein der Steroidhormone ist, dann erscheint es logisch, dass Cholesterin sich erhöht, wenn mit zunehmendem Alter weniger Geschlechtshormone gebildet werden, denn es bleibt „unverarbeitet liegen“. Anders gedacht könnte ein erhöhter Cholesterinspiegel auch ein Signal für den Körper sein, dass er eigentlich mehr Geschlechtshormone bilden sollte, aber aus irgendwelchen Gründen nicht mehr tut oder tun kann.

EXKURS
Der Mythos vom ungesunden Cholesterin

Cholesterin ist ein Stoff, der völlig zu Unrecht in Verruf geraten ist: Nicht nur als Ausgangsstoff unserer Steroidhormone ist er für unseren Körper unverzichtbar, ebenso dringend wird Cholesterin zum Aufbau von Zellmembranen und Nervenschutzhüllen und bei der Energiegewinnung jeder Zelle gebraucht. Festzuhalten ist, dass ein Mensch nicht an einem „erhöhten" Cholesterinwert sterben kann – wohl aber an den Medikamenten, den sogenannten Statinen, die den Cholesterinspiegel im Blut senken sollen. An den „Lipobay-Skandal" vor ein paar Jahren werden sich noch viele Leserinnen und Leser erinnern. Nebenwirkungen der Cholesterinsenker, wie zum Beispiel ein gefährliches Absinken des Kaliumspiegels im Blut, führen zu einer gestörten Herzleistung, Muskelschmerzen, Gelenkbeschwerden, allgemeiner Kraftlosigkeit, Konzentrationsstörungen, Libidoverlust, Impotenz und Leistungsabfall bis hin zur Berufsunfähigkeit.

Im Übrigen finden sich bei krebskranken Menschen stark erniedrigte Cholesterinwerte, und japanische Studien zeigten, dass Menschen, die einen niedrigen Cholesterinspiegel haben, früher sterben als solche mit höheren Cholesterinwerten.

Nicht nur die Cholesterinsenker, auch viele andere Medikamente haben Auswirkungen auf unser Hormongleichgewicht. Zuerst sind da die hormonartig wirkenden Arzneimittel wie die „Pille", die „Hormon"-Spirale, der „hormonhaltige" Vaginalring oder die Drei-Monatsspritze zu nennen. Aber auch Diuretika, also Entwässerungsmittel, Magensäureblocker, Betablocker, synthetisches Kortison, Antidepressiva, Schlafmittel und andere Medikamente, wie auch viele Stoffe aus der Umwelt beeinträchtigen unser Hormongleichgewicht.

Die Entwicklung der Sexualhormone aus dem Cholesterin

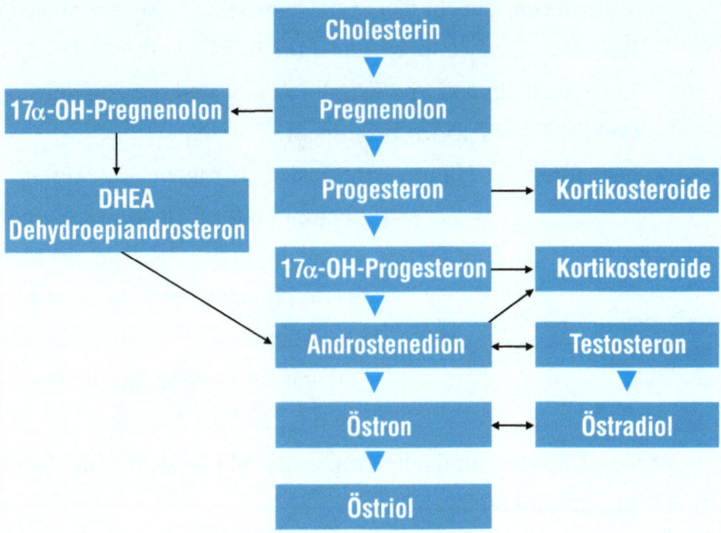

Ausgehend vom Cholesterin entstehen über Zwischenstufen wie Pregnenolon einerseits Progesteron und andererseits DHEA. Aus diesen beiden Hormonen können sich dann die Androgene, die männlichen Hormone (mit ihrem wichtigsten Vertreter Testosteron), und die Östrogene (Östron, Östradiol und Östriol) bilden.

- **Progesteron**, ein Schlüsselhormon im Körper, **das** Gestagen, ein ungemein wichtiges und bisher immer noch völlig unterschätztes Hormon, das auch als Gelbkörperhormon bezeichnet wird. Es hat, wie wir noch sehen werden, so vielfältige Aufgaben im Körper von beiden Geschlechtern, dass es sehr bedeutsam für Gesundheit und Wohlbefinden ist. Darüber hinaus ist es als Vorstufe für weitere Steroidhormone unverzichtbar.

- **DHEA**, ein stoffwechselaktivierendes Energie-Hormon, Gegenspieler des Stresshormons Cortisol. Ebenso wie Progesteron ist es die Vorstufe für andere Steroidhormone.
- **Testosteron**, „macht den Mann zum Mann", ist aber auch das Hormon, das Männern und Frauen Muskelkraft, Energie, Leistungsfähigkeit und Kondition gibt und die Herzleistung und die Libido positiv beeinflusst.
- **Östradiol**, der Hauptvertreter der Östrogene, das weibliche Haupt- oder Fruchtbarkeitshormon, das in der Pubertät aus Mädchen Frauen macht, das aber auch für Männer wichtig ist, für die Elastizität der Gefäße, für die Fruchtbarkeit und die Potenz.
- **Östriol**, das Schleimhautöstrogen, das **alle** Schleimhäute feucht und gesund erhält.

Östrogen macht die Frau zur Frau, Testosteron den Mann zum Mann, Progesteron ist ein geschlechtsneutrales Hormon!

„Babys baden in Progesteron und werden doch Buben und Mädchen."

DR. JOHN R. LEE

3.4.1 Der weibliche Zyklus

„Das einzig Konstante am weiblichen Zyklus ist der Wechsel."

UNBEKANNTE VERFASSERIN

Während beim Mann die Hormonlage relativ stabil ist, ändert sie sich bei Frauen in den fruchtbaren Jahren ständig. In der ersten Zyklushälfte dominiert das Östradiol, das Fruchtbarkeitshormon. Es regt die Zellen der Brust zum Wachstum an, baut die Schleimhaut in der Gebärmutter auf, lockert das Bindegewebe, lagert Wasser und Fett in das Gewebe ein und führt zum Eisprung. Im Eierstock sind viele verschieden reife Eibläschen, von denen eines so groß ist, dass es die Hülle, in der es heranreift, sprengt und herausgeschleudert wird. Man nennt diesen Vorgang Eisprung oder Ovulation. Dort, wo das Eibläschen gewachsen ist, bleibt ein gelber Fleck zurück, der Gelbkörper, lateinisch Corpus luteum genannt. Dies ist der Bildungsort für das Hormon Progesteron, das nun, in der zweiten Zyklushälfte die Führung übernimmt. Progesteron bremst das Zellwachstum, scheidet Gewebswasser wieder aus, wandelt Fett in Energie um, ist also der Gegenspieler zum Östradiol, erhält aber auch die Schleimhaut in der

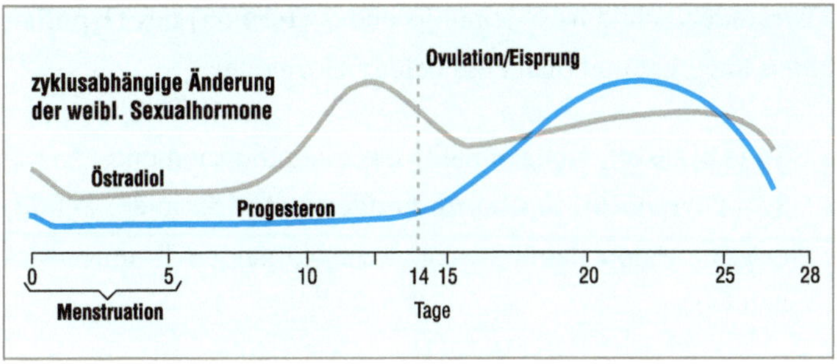

Zyklusabhängige Änderungen der weiblichen Sexualhormone

Gebärmutter, damit sich ein befruchtetes Ei einnisten und es zur Schwangerschaft kommen kann. Kommt es zu einer Schwangerschaft, steigt der Hormonspiegel weiter an, wenn nicht, fällt er ab und es beginnt mit dem Eintritt der Periodenblutung, dem Ausscheiden der Gebärmutterschleimhaut, der nächste Zyklus.

Läuft die Bildung der Hormone in etwa so ab, wie gerade skizziert, sind wir Frauen gesund.

Durch Stress, Umweltgifte und durch künstliche Beeinflussungen, wie z. B. durch die „Pille", gerät dieses Gleichgewicht in eine Schieflage und die Probleme beginnen: Zysten in der Brust und an den Eierstöcken, Migräne, Beschwerden vor den Tagen (PMS), verlängerte und/oder heftige Periodenblutungen, Krämpfe während der Regelblutung, emotionale Verstimmungen, wie Aggressionen und Depressionen und vieles andere mehr können die Folge sein. Und das alles schon in den Jahren zwischen dreißig und fünfzig, viele Jahre vor den Wechseljahren, in der sogenannten Prämenopause.

3.5 Die Schilddrüse

Die Schilddrüse ist ein wichtiges Steuerorgan für viele Hormonprozesse. Sie sieht aus wie ein kleiner Schmetterling, der vorne am Hals unterhalb des Kehlkopfes liegt, wird vom TSH (= Thyreoidea/Schilddrüse stimulierendes Hormon) des Hypothalamus angeregt und bildet die beiden Hormone:

- **T4 (Thyroxin)**, mengenmäßig das Haupthormon und
- **T3 (Thyreonin)**, das bis zu hundertmal wirksamere Schilddrüsenhormon, das überwiegend im Körper aus T4 umgewandelt wird.

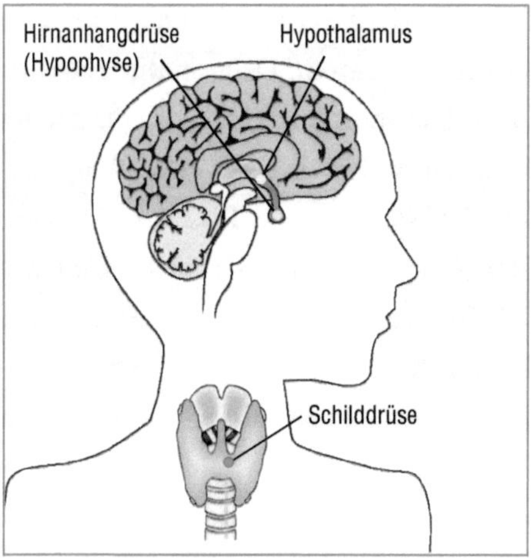

Schilddrüse / Hals von vorne

T3 und T4 entstehen beide aus der Aminosäure Tyrosin, an die Jod angelagert wird, bei T4 viermal, bei T3 dreimal. Bei Jodmangel muss es also zwangsläufig zu Bildungsstörungen dieser beiden Hormone kommen.

Um Schilddrüsenfehlfunktionen zu diagnostizieren, werden diese beiden Hormone im Blut bestimmt. Zusätzlich bestimmt werden muss auch das Steuerhormon TSH. Ist der Wert für das TSH zu hoch, ist das ein Zeichen für eine Unterfunktion (Hypothyreose, zu schwache Hormonbildung) der Schilddrüse, da TSH ja versucht, die Bildung der Schilddrüsenhormone T3 und T4 anzuregen und so bei Unterfunktion vermehrt senden muss. Liegt eine Schilddrüsenüberfunktion (Hyperthyreose) vor, ist TSH zu niedrig. Denn hohe Konzentrationen an freiem T3 und T4 wirken auf die Hypophyse zurück und hemmen dort die Bildung des TSH.

Zum Ausschluß einer sog. Hashimoto- Entzündung sollten auch die TPO-AK (=Antikörper) mitbestimmt werden.

Die Nebenschilddrüsen, auch Epithelkörperchen genannt, sind kleine, etwa reiskorngroße Drüsen, die hinter der Schilddrüse liegen und das Parathormon bilden, das für den Kalziumhaushalt und den Knochenstoffwechsel unverzichtbar ist.

Die Schilddrüsenhormone T3, T4, Calcitonin und das Parathormon der Nebenschilddrüsen sind im Körper sehr wichtig. Sie regeln die Körpertemperatur, die Herzfrequenz, den Blutdruck, die Sauerstoffaufnahme, den Knochenstoffwechsel, sind unverzichtbar für die Gesundheit unseres Nervensystems und bestimmen die Hormonproduktion in den Eierstöcken, den Hoden und den Nebennieren mit. Während der Embryonalzeit, im Baby- und im Kleinkindalter sind sie unentbehrlich für die Gehirnreifung und die Skelettausbildung.

Kapitel 4
Bioidentische Hormone – die Wende in der Therapie

„Zurück zur Natur!“

ROUSSEAU

Wir sind von der Schulmedizin so sehr gewohnt, dass Medikamente, die wirken, auch Nebenwirkungen haben, dass wir uns gar nicht mehr vorstellen können, dass es auch stark wirkende natürliche Substanzen und Mittel ohne unerwünschte Wirkungen geben könnte. Und doch gibt es sie. Die Natur hat in Millionen von Jahren all die Stoffe bereitgestellt, die wir brauchen. Sie sind sozusagen lange erprobt, länger als jene pharmakologischen Mittel, deren Studien meist nur über einige Wochen bis Monate gehen und die obendrein fast ausschließlich an jungen Männern getestet werden.

Bioidentische Hormone sind solche Stoffe. Ihre biochemischen Strukturen sind identisch mit unseren körpereigenen Hormonen. Sie wirken – richtig angewandt – sanft und ohne Nebenwirkungen. Das Geheimnis einer erfolgreichen Behandlung von Beschwerden durch ein hormonelles Ungleichgewicht bei Frauen und Männern heißt also bioidentische Hormone! Dank der Veröffentlichungen von Dr. Kathrina Dalton, Dr. John R. Lee (siehe Kapitel 5) und einigen anderen Medizinern blicken wir auf mittlerweile über 70 Jahre Erfahrung mit naturidentischen Hormonen zurück. In dieser langen Zeit wurden keine Nebenwirkungen, aber viele segensreiche Wirkungen bekannt, was viele Bücher und andere Publikationen nicht nur dieser Autoren bezeugen.

Das heute zur Verfügung stehende natürliche Progesteron ist eine exakte, identische chemische Kopie des Progesterons, welches vom menschlichen Organismus gebildet wird. Es entfaltet seine spezifische Hormonwirkung in genau der gleichen Weise wie das körpereigene Hormon. Es wird vom Körper und den Rezeptoren auf allen Zielzellen, egal ob im Gehirn, an der Gebärmutter oder an den vielen anderen Stellen im Körper, ganz normal akzeptiert und verwertet. Negative Nebenwirkungen oder gar die Entstehung von Krebs sind von Therapien mit naturidentischen Hormonen nicht bekannt. Neuere Studien belegen dies immer wieder.

Alle naturidentischen Hormone, von denen in diesem Buch die Rede ist, werden aus dem sogenannten Diosgenin gewonnen. Dies ist ein Stoff, der überwiegend aus der Wilden Yamswurzel (*Dioscorea villosa*) kommt, zu den sogenannten Saponinen gehört und unseren Steroidhormonen schon von Natur aus sehr ähnlich ist. Dieser Stoff wird im Labor so umgewandelt, dass die biochemische Struktur der

Die Zukunft der Medizin

Bruce Lipton, ein bekannter Zellbiologe und ehemaliger Professor der Harvard Universität postuliert in seinem Buch „Intelligente Zellen", dass wir uns derzeit in einem Paradigmenwechsel der Medizin befinden. Er sagt klar, dass sich die aktuelle Schulmedizin zwar dagegen sträubt, sie jedoch nicht umhin können wird, zu akzeptieren, dass aufgeklärte Patient/innen immer häufiger alternative und ganzheitliche Heilmethoden für sich verlangen. Die Pharmaindustrie wolle uns zwar lieber zu „einer Nation von süchtigen Pillenschluckern" machen, doch Lipton sagt voraus, dass bahnbrechende wissenschaftliche Erkenntnisse bald nicht mehr zu unterdrücken sein werden und die Entdeckungen der Quantenphysik zukünftig in die Biomedizin einfließen und so ein anderes Gesundheitssystem entstehen lassen werden, das mit den Kräften der Natur arbeitet und nicht gegen sie.

Endprodukte völlig identisch ist mit den Hormonen, die unser Körper selbst produziert. Wenn die biochemische Struktur der des im Körper produzierten Stoffes völlig gleich, also identisch ist, spielt es keine Rolle, ob der Stoff vom Körper produziert wurde oder im Labor.

Nicht die Hormone sind das Problem, sondern ihr Ersatz mit untauglichen Mitteln!

Warum also gibt es diese natürlichen Hormone, die die Natur so selbstverständlich zur Verfügung stellt, nicht genauso selbstverständlich und ausschließlich als Mittel für eine Therapie?

Dass die Behandlung mit natürlichen, naturidentischen Hormonen so wenig bekannt ist, liegt eindeutig an kommerziellen Interessen der Pharmaindustrie. Alles, was in der Natur vorkommt, kann nicht patentiert werden und ist damit für diesen Industriezweig uninteressant. Also werden die Stoffe, die in der Natur vorkommen, im Labor künstlich verändert, nur so können sie patentiert und mit großem Gewinn vermarktet werden. Der entscheidende Nachteil ist, dass sie jetzt nicht mehr identisch mit den biologischen Hormonen sind, die natürlicherweise in unserem Körper vorkommen. Und daher haben sie nur noch Teilwirkungen der biologischen Originale, dafür aber viele und teilweise auch erhebliche unerwünschte Wirkungen, die verharmlosend „Nebenwirkung" genannt werden.

Grundsätze der Behandlung

Die Grundsätze jeglicher Therapie treffen natürlich auch auf eine Hormonbehandlung zu:

1. nur behandeln, wenn Beschwerden bestehen
2. nach einem vorangegangenen (Speichel-)Test der Hormonlage.
3. mit biologischen / bioidentischen Hormonen
4. so lange wie nötig und sinnvoll.

In Deutschland, Österreich und der Schweiz sind alle Hormone, natürliche wie synthetische, „echte wie falsche", verschreibungspflichtig. England und Holland haben diese Regelung nicht.

In der Schulmedizin gibt es verschiedene Ansätze ein Hormonungleichgewicht zu beeinflussen. Einer davon ist, fehlende natürliche Hormone durch künstliche Stoffe zu ersetzen. So geben Ärzte ihren Patientinnen bei nachlassender Eierstockfunktion künstliche Östrogene und bei Beschwerden vor der Regel und mit der weiblichen Brust (Mastopathien) aufgrund einer Gelbkörperhomonschwäche sogenannte Progestine, also künstliche, körperfremde Gestagene, die eigentlich besser Medikamente mit Hormonwirkung genannt werden sollten.

Der Körper kommt so mit Stoffen in Kontakt, die er nicht kennt und nicht verstoffwechseln kann. Darüber hinaus besetzen diese körperfremden Stoffe die Rezeptoren für die körpereigenen Hormone. All das führt zu einem Ungleichgewicht, das zu Schlafstörungen, Erschöpfungszuständen und Gewichtszunahme, zu massiven Befindlichkeitsstörungen bis hin zu ernsthaften Erkrankungen wie Schlaganfall, Herzinfarkt und Krebs führen kann.

Künstliche, veränderte Hormone sind immer Fremdstoffe für den Körper, da sie eigentlich Medikamente sind. Kleinste molekulare Veränderungen an diesen Hormonen haben enorme Auswirkungen, sie unterliegen nicht mehr dem normalen Mechanismus des Abbaus und Ausscheidens im Körper. Die Wirkung kann nicht gestoppt oder aufgehoben werden, wenn die Mittel einmal genommen wurden. Die Rezeptoren im ganzen Körper werden für die natürlichen Hormone blockiert. Die Harmonie und das Gleichgewicht eines gesunden Stoffwechsels gehen verloren und massive Krankheiten können entstehen.

„Fünf Millionen Frauen in Deutschland nehmen Hormone zum Schutz vor Altersleiden aller Art“, schrieb der Spiegel in seiner Ausgabe Nr. 30 im Jahre 2002. Der Titel lautete „Die große

Hormon-Blamage" und bezog sich auf die Ergebnisse der beiden bisher größten Studien über die fatalen Auswirkungen von künstlichen Hormonen auf die Gesundheit von Frauen. In den Jahren 2002 und 2003 gab es kaum eine Zeitschrift, egal ob wissenschaftlich oder populär, die nicht über diese Ergebnisse berichtete: In den USA und in Großbritannien war jeweils eine groß angelegte Studie mit Tausenden von Frauen vorzeitig abgebrochen worden, da die Ergebnisse zeigten, dass die Einnahme von synthetischen, körperfremden Hormonen (besser Medikamente mit Hormonwirkung genannt) – entgegen der ursprünglichen Annahme – zu vermehrtem Auftreten von Brustkrebs, Thrombosen, Herzinfarkten und Schlaganfällen führte. (*Womens Health Study* in den USA und *One Million Women Study* in GB). Die Ergebnisse zeigten eindeutig, dass die jahrelange Einnahme künstlicher, körperfremder „Hormone" für die betroffenen Frauen mit einem erhöhten Krankheits- und Sterberisiko verbunden ist.

In den deutschsprachigen Ländern wurden diese Studien von der Gynäkologen-Vereinigung sehr schnell auseinandergenommen und bagatellisiert. Seither wird viel Zeit und Geld der Pharmaindustrie darauf verwendet, wirkliche und sogenannte Experten, Gynäkologen und Endokrinologen dafür einzuspannen, Ärztinnen und Ärzten glaubhaft zu machen, dass sie ohne Probleme weiterhin diese Fremdstoffe verschreiben können, wenn eine Frau Probleme hat. Allerdings sollte die Frau darüber aufgeklärt werden, welches Risiko sie mit dieser Art der Behandlung in Kauf nimmt und dass sie diese künstlichen „Hormone" für höchstens fünf Jahre nehmen sollte! Welch ein Unsinn! Es geht wirklich auch anders und ohne Risiko.

Alle Welt spricht auch immer nur vom Östrogen. Auch jetzt noch, nach dem vorzeitigen Abbruch dieser beiden großen Studien über Frauengesundheit. Dabei ist es zu über 90 Prozent nicht das fehlende Östrogen, das die Beschwerden verursacht, sondern der fehlende Mit- und Gegenspieler, das natürliche Progesteron, an dem es meist schon Jahre vor einem deutlich bemerkbaren Eintritt in die Wechseljahre mangelt – aus vielerlei Gründen. Östrogen und Progesteron brauchen sich gegenseitig, um ihre volle Wirkung zu entfalten. Nur wenn das Gleichgewicht dieser beiden Hormone im weiblichen Körper vorhanden ist, fühlt sich die Frau rundum wohl und leistungsfähig.

Schon in einer Zeit, in der Frauen noch regelmäßig ihre „Tage" haben, sinkt die Produktion des Hormons Progesteron. Dadurch bekommt das Östrogen die Oberhand. Die Regel wird schmerzhafter, stärker, unregelmäßiger und in den Tagen vor der Regel kommt es vermehrt zu Stimmungsschwankungen, Ängstlichkeit, Kopfschmerzen oder Migräne, Herzstolpern, Energiemangel und Schlafstörungen. Diagnostiziert wird dann ein „prämenstruelles Syndrom (PMS)" und üblicherweise wird die „Pille" verschrieben oder eine andere „Pille" als die bisherige verordnet. In jedem Fall aber werden künstliche, körperfremde Hormone, Medikamente mit Hormonwirkung und vielen Nebenwirkungen gegeben.

Die Beschwerden verschwinden damit nicht wirklich oder nur vorübergehend. Häufig steigt nun das Gewicht, vor allem an Bauch und Oberschenkeln (Östrogendominanz). Bei der Vorsorgeuntersuchung findet sich ein schlechter Abstrich (Pap III oder gar Pap IV) und die ersten Myome in einer größer werdenden Gebärmutter werden entdeckt. Bei entsprechender Veranlagung entstehen plötzlich durch die zunehmende Bindegewebsschwäche Besenreiser oder gar Krampfadern, die Gelenke schmerzen, die Migräne wird häufiger... alles Folgen des Hormonungleichgewichts und der zunehmenden Östrogendominanz!

Die Schulmedizin untersucht, macht Abstriche, mammografiert, stanzt und schneidet, entnimmt Gewebeproben aus der Brust oder dem Muttermund, um Krebs auszuschließen. Bei größer werdender Gebärmutter oder wachsenden Myomen und „erfülltem Kinderwunsch" wird häufig zur Operation geraten, zur Entfernung der Gebärmutter, um „Schlimmerem vorzubeugen". Wenn gar noch Probleme mit der Blase vorhanden sind, eine kleine Blasenschwäche beim Husten oder Niesen, gehäufte Blasenentzündungen vorkommen, dann ist die betroffene Frau schnell davon zu überzeugen, dass eine Operation das Beste sei und fügt sich in ihr vermeintliches Schicksal. Glücklich diejenige, die bei dieser Operation wenigstens ihre Eierstöcke behält. Denn wenn Zysten vorhanden sind, werden sie oft gleich mit entfernt und die Frau damit abrupt, künstlich und vorzeitig in die Wechseljahre versetzt und „muss Zeit ihres Lebens" sogenannte „Hormone" nehmen.

Die Entfernung der Eierstöcke ist eine Kastration, die bei Männern der totalen Entfernung der Hoden gleichkommt und in dieser Häufigkeit bei Weitem nicht durchgeführt wird.

Männer würden so etwas nicht freiwillig mit sich machen lassen!

Doch wie geht es weiter? Gegen die Schlafstörungen gibt es eine Schlaftablette, dazu noch ein Antidepressivum. Die Herzbeschwerden werden mit einem Betablocker behandelt, der auch für den Blutdruck gut sein soll. Gegen die Gelenkschmerzen soll ein Entzündungshemmer helfen. Das schmerzende Handgelenk wird als Carpaltunnelsyndrom diagnostiziert und operiert, und der Gynäkologe verordnet ein Östrogenpräparat. Wenn dann die Schilddrüse streikt (Östrogendominanz), gibt's noch ein Schilddrüsenpräparat dazu. Beginnende Osteoporose, heißt es bei der Knochendichtemessung, und: „Essen Sie mehr Milchprodukte, bewegen Sie sich mehr und nehmen Sie an Gewicht ab!"

Na toll! Und so hilfreich!

Exkurs
Eine kleine Geschichte der Geschlechtshormone

1890 Entdeckung der Bedeutung der Ovarien zur Kontrolle des weiblichen Zyklus

1929 identifizierte der Chemiker Adolph Butenandt das Östrogen.

Bald danach folgte die Entdeckung, dass Hormone die entscheidende Rolle zur Steuerung des weiblichen Zyklus spielen und dass ohne den Gelbkörper im Ovar/ Eierstock keine Schwangerschaft möglich ist.

1934 wurde Progesteron entdeckt und durch Extraktion aus Eierstöcken von Schweinen hergestellt.

1935 identifizierte Ernst Laquer Testosteron durch Extraktion aus Stierhoden.

1936 entdeckte der amerikanische Wissenschaftler Russel Marker, dass Progesteron den Eisprung auslöst. Er fand später auch heraus, wie natürliches Progesteron aus dem Diosgenin der mexikanischen Yamswurzel gewonnen werden kann.

Da die Extraktion des Hormons Progesteron aus Schweineovarien aufwendig und teuer war, suchte man nach anderen Lösungen und entdeckte

Ende der 1930er-Jahre, dass die Plazenta von Frauen im letzten Schwangerschaftsdrittel 300 bis 400 mg Progesteron pro Tag synthetisiert. Daraufhin wurden die Plazenten nach Geburten gesammelt, eingefroren und zur Therapie verwendet.

1944 folgte der Nachweis durch die beiden Chemiker Bickenbach und Panikovics, dass Progesteron den Eisprung auch verhindern kann (!).

1951 „erfand" der Chemiker Carl Djerassi in den USA das erste künstliche Gestagen, das Norethisteron. Da bekannt war, dass mithilfe von Progesteron die Ovulation verhindert werden kann, wurde so die „Anti-Baby-Pille" geboren.

1959 erhielt Professor Butenandt den Nobelpreis für Chemie für seine Arbeiten über Geschlechtshormone.

1960 Mit der Entwicklung der „Pille" (Ovulationshemmer) und deren Zulassung in den USA begann das Zeitalter der Vermarktung der synthetischen „Hormone", die besser Medikamente mit Hormonwirkung genannt werden sollten, um sie von den natürlichen, im Körper vorkommenden echten Hormonen abzugrenzen. Zeitgleich wurde auch die Behandlung von Wechseljahrsbeschwerden mit synthetischen Östrogenen gestartet.

1961 war die „Pille" dann auch in Deutschland zu haben. Bald darauf wurden auch im deutschsprachigen Raum körperfremde, synthetische Hormone – meist nur Östrogene – als Medikamente gegen Wechseljahrsbeschwerden verschrieben, damit begann das Zeitalter der sogenannten Hormontherapie.

1966 erhielt Charles B. Huggins den Nobelpreis für Medizin für seine Entdeckungen über Hormone bei Prostatakrebs. Genau zu dieser Zeit musste der Gelehrte allerdings seine Ergebnisse zurücknehmen, dass Testosteron diese Krebsart erzeugt. Dennoch hält sich diese Falschinformation immer noch hartnäckig bis heute.

Bis 1975 stieg die Gebärmutterkrebsrate bei Frauen um 600 Prozent an. Hintergrund war die ausschließliche Gabe von synthetischen Östrogenen in den Wechseljahren ohne seinen Gegenspieler Progesteron. Daraufhin wurden den Präparaten künstliche Gestagene (Progestine) zugesetzt, statt Progesteron. Die Gebärmutterkrebsrate sank wieder, dafür stieg daraufhin die Brustkrebsrate steil an.

2003 Nach einer Statistik in den USA starben circa 45.000 gesunde Frauen an den Folgen einer Hormonersatztherapie, also der Gabe von Medikamenten mit hormonähnlicher Wirkung durch Schlaganfälle, Herzinfarkte, Lungenembolien oder Krebs.

Kapitel 5
Pioniere/innen einer biologischen Hormontherapie

„Du änderst niemals Dinge, indem du
die existierende Realität bekämpfst. Um etwas zu ändern,
erschaffe ein neues Modell, welches
das existierende Modell veraltet sein lässt.“

BUCKMINSTER FULLER

Weitgehend unbeachtet von der Öffentlichkeit – und leider auch von der Schulmedizin –, gibt es bereits seit Jahrzehnten eine natürliche Therapieform bei Hormonstörungen – die Behandlung mit bioidentischen Hormonen. Wir stellen hier die Frau und den Mann kurz vor, die auf diesem Gebiet Pionierarbeit geleistet haben.

Dr. med. Katharina Dalton, eine englische Ärztin, begann bereits um 1950 ihre Patientinnen bei Wochenbettdepressionen mit bioidentischem Progesteron zu behandeln – und dies mit großem Erfolg. In den folgenden 50 Jahren veröffentlichte sie viele Bücher über die Therapie mit bioidentischem Progesteron bei PMS und anderen Regelbeschwerden, unerfülltem Kinderwunsch, Menopausenbeschwerden, Eierstockzysten und vielen anderen Problemen mehr. Sie berichtet nur von positiven Ergebnissen ohne Nebenwirkungen. Leider ist nur eines dieser Bücher in deutscher Sprache erschienen: „Mütter nach der Geburt“.

Ihr letztes Interview gab sie 2006. Sie erwähnte rückblickend, dass die Erfahrungen der vielen Jahrzehnte ihr gezeigt hätten, dass diese sanfte Behandlungsart mit natürlichem Progesteron der einzig richtige Weg für Frauen sei. Ihrer Meinung nach sei eine Verhütung mit biologischen Hormonen genauso möglich wie mit den körperfremden Stoffen, aber leider noch nicht ausreichend erforscht.

Dr. med. John R. Lee aus Kalifornien, USA, einem niedergelassenen Allgemeinarzt, verdanken wir viele Erkenntnisse und eine etwa 30-jährige Forschung und Praxiserfahrung mit natürlichen bioidentischen Hormonen, insbesondere dem Progesteron. Er schrieb unzählige Artikel und einige Bücher, von denen bislang nur eines auf Deutsch erschienen ist: „Natürliches Progesteron, ein bemerkenswertes Hormon“. Bis zu seinem Tod im Jahre 2003 war er ein sehr engagierter Arzt und Wissenschaftler, der über die sanfte Hormontherapie mit bioidentischen Hormonen in den USA, Großbritannien und auch in Deutschland unzählige Vorträge hielt. Er erbrachte den Nachweis, dass diese Art der Therapie effektiv und sicher ist. In seinen letzten zehn Schaffensjahren erforschte er auch verstärkt die Wirkung von natürlichem Progesteron und seine positiven gesundheitlichen Auswirkungen für Männer.

Diese Ärzte stehen stellvertretend für einige oder vielleicht auch viele andere, die uns nicht bekannt sind. Mögen es immer mehr Ärztinnen/ Ärzte werden, die sich für diese Therapieform interessieren, einsetzen und sie damit weiterentwickeln, damit die segensreichen Wirkungen bioidentischer Hormone bald vielen Menschen zur Verfügung stehen.

Kapitel 6
Die Östrogene

„Setzet immer voraus, dass der Mensch im Ganzen das Rechte will; im Einzelnen nur rechnet mir niemals darauf!“

Friedrich von Schiller

Als geschlechtsspezifische Hormone der Frau gelten die Östrogene. Sie werden in den Eierstöcken gebildet und bestehen aus einer Gruppe von Hormonen, denn es gibt nicht „das Östrogen“, es gibt viele verschiedene Formen, von denen drei besonders wichtig sind. Sie heißen Östron, Östradiol und Östriol.

- **Östron** (E1, im Englischen Estron) ist eine Art Speicherhormon, das in den Eierstöcken, der Nebennierenrinde und dem Fettgewebe gebildet wird, daraus wird
- **Östradiol** (E2, im Englischen Estradiol) das mengenmäßig von den Eierstöcken am meisten produzierte und gleichzeitig auch am stärksten wirksame Östrogen der fruchtbaren Jahre.
- **Östriol** (E3, im Englischen Estriol) wird in der Leber aus Östron (E1), dem Speicheröstrogen, gebildet und ist für die Feuchtigkeit und die Gesundheit aller Schleimhäute im Körper verantwortlich, sowie für eine gesunde Blasenfunktion. Östriol weist nur etwa ein Zehntel der Östrogenwirksamkeit des Östradiols (E2) auf, hat jedoch die stärkste Wirkung auf

die Blase, die Scheide und die Gebärmutter. Deshalb ist es sinnvoll, bei einer Reizblase mit mangelndem Muskeltonus der Blase und Spontanurinabgang beim Husten, Niesen, Springen oder Lachen eine Östriol-Vaginalcreme zu verwenden. Erstaunliche Wirkungen zeigt Östriol auch bei Hitzewallungen und Scheidentrockenheit, die sich oft erst durch einen Juckreiz bemerkbar macht. Östriolcreme darf auch von Frauen nach einer Brustkrebserkrankung verwendet werden, da Östriol im Gegensatz zu Östradiol kein Zellwachstum auslöst.

Die drei Östrogenarten kommen im Körper der Frau ungefähr im folgenden Verhältnis vor:

Östron (E1) zu Östradiol (E2) zu Östriol (E3) = 10% zu 10% zu 80% bis 20% zu 20% zu 60%.

Das mengenmäßig stärkste Östrogen im Körper ist also nicht das Östradiol, das Fruchtbarkeitshormon, sondern das Östriol, das Schleimhautöstrogen.

Die gesamte Gruppe der Östrogene ist verantwortlich für die Entwicklung des weiblichen Körpers in der Pubertät vom Mädchen zur Frau, für den monatlichen Aufbau der Gebärmutterschleimhaut, für eine Schwangerschaft, für die Eireifung und den Eisprung, die Bildung von Schleim im Gebärmutterhals, der die Passage der Spermien erleichtern soll, für den Schutz der Scheidenschleimhaut, das Brustwachstum, das Wachstum der Milchdrüsen, die Hemmung des Knochenabbaus, sie halten die Blutgefäße elastisch, fördern das Wachstum von Haut und gesunden Haaren, schützen die Harnwege vor Infekten und Austrocknung, ebenso die Scheide, sie stabilisieren die Wärme- und Kreislaufregulation, sie verbessern das Gedächtnis und das

Sprachvermögen. Östrogene lockern aber auch das Bindegewebe und lagern dort Wasser ein, sie lagern Fett in die Zellen, erhöhen die Blutgerinnung, was zur Gerinnselbildung führen kann, setzen Histamin frei, was Allergien begünstigt, verdicken die Gallenblasenflüssigkeit und können so auch Gallenleiden hervorrufen.

Bei Männern sind die Östrogene entscheidend für die Fruchtbarkeit und die Potenz. Gebildet werden sie in den Nebennieren, den Hoden und im Fettgewebe. Das heißt, je mehr Fettgewebe ein Mann hat, desto mehr Östrogene bildet sein Körper: eine Ursache für die häufige Verweiblichung stark übergewichtiger Männer.

6.1 Der Mythos vom Östrogenmangel

*„Was ist eine wissenschaftliche Wahrheit? Der Irrtum von heute, der morgen entdeckt werden wird."**

JAKOB VON UEXKÜLL

Bis heute hält er sich hartnäckig, der unbelegte Mythos der Schulmedizin, dass die Beschwerden der Wechseljahre und der Jahre davor aus einem Östrogenmangel entstehen. Entsprechend werden betroffene Frauen mit Östrogenen oder östrogenartigen Medikamenten therapiert.

Doch die weibliche Hormonbalance kann schon zwischen Mitte dreißig und Ende vierzig ins Ungleichgewicht kommen – abhängig

* SIEHE VOLLSTÄNDIGES ZITAT IM ANHANG

von Faktoren wie Vererbung, Geburt eines Kindes, erste Schwangerschaft, Zeitpunkt der ersten Periode, Verwendung der „Pille“ oder der sogenannten „Hormonspirale“, und natürlich auch Faktoren wie Lebensstil, Stress, Rauchen, Ernährung, Bewegung und Umwelt (siehe Kapitel 6.4). All das kann zu ausbleibenden Eisprüngen führen und da die Periode trotzdem stattfindet, wird es oft kaum bemerkt. Fehlt der Eisprung, bildet sich aber kein Gelbkörper, und damit findet auch keine ausreichende Progesteronproduktion statt (siehe Kapitel 3.4.1). Dies führt zu Progesteronmangel, oder anders ausgedrückt, zu einem Überwiegen des Östrogens, einer Östrogendominanz. Östrogenmangel ist also meist nicht das vorherrschende Problem bei den vielfältigen Beschwerden von Frauen vor und in den Wechseljahren.

Auch danach, in der Menopause und Postmenopause ist es überwiegend das fehlende Progesteron, welches die zum Teil massiven Beschwerden verursacht, und nicht das fehlende Östrogen. Der Eierstock bildet noch Östrogene, jedoch durch den fehlenden Gelbkörper oder die verminderte oder völlig fehlende Bildung des Progesterons durch den Gelbkörper (fachsprachlich Insuffizienz), kommt es zu einem relativen oder absoluten Progesteronmangel und damit zu einer Östrogendominanz mit allen möglichen Beschwerden (siehe Tabelle). Nie wird so viel operiert, mammografiert, konisiert und sonst wie therapiert, wie in diesen Jahren der Frau. Dabei ist es einzig das Ungleichgewicht der beiden Hormone Progesteron und Östrogen, das für diese Beschwerden verantwortlich ist.

Östrogen-Überschuss (= Östrogendominanz)	Östrogen-Mangel
Bei beiden Geschlechtern: Kopfschmerzen, Migräne, depressive Verstimmungen, Gewichtszunahme, Wassereinlagerung im Gewebe, Gefahr von Thrombenbildung, Schilddrüsenfunktionsstörungen, Venenprobleme, erhöhtes Risiko für Herzinfarkt, Schlaganfall und Lungenembolien, erhöhtes Krebsrisiko	**Bei beiden Geschlechtern:** Depressionen, Müdigkeit, verminderte Konzentrations-, Denk- und Merkfähigkeit, Muskel- und Gelenkschmerzen, Bluthochdruck, Nervosität, Depressivität, Schlafstörungen, Hitzewallungen
Bei Frauen: Zysten, Gefühl des Aufgeblasenseins, Ödeme, Fetteinlagerung vor allem an Po, Oberschenkeln und Bauchpartien, heftige und verlängerte Periodenblutungen, Hitzewallungen, Libidoverlust, Myome, Gebärmutterkrebs und Brustkrebs	**Bei Frauen:** Unfruchtbarkeit, schlaffe Haut, Falten, hängende Brüste, Scheidentrockenheit, Blasenschwäche, Reizblase, Nachtschweiß- und -Frierattacken
Bei Männern: Brustansatz, Fetteinlagerung, Aufgedunsensein	**Bei Männern:** Potenzprobleme, mangelnde Fruchtbarkeit

6.2 Synthetische „Östrogene"

Ethinylestradiol ist das wichtigste synthetische Östrogen, das als „Pille" verschrieben wird. Es hat eine stärkere Östrogen-Wirkung als das natürliche Östradiol und verbleibt länger am Rezeptor als das biologische Original. Dadurch wird es auch zur Gefahr. Wie wir schon gesehen haben, ist das Östradiol für das Wachstum der Zellen zuständig, für die Unterdrückung des Immunsystems, für die Verminderung der Fließeigenschaft des Blutes durch Verklumpung und Thrombenbildung, was wiederum zu einem Schlaganfall, Herzinfarkt, Lungenembolie oder Krebswachstum führen kann.

Schäden durch künstliche Hormone

Zur Gabe von synthetischen und körperfremden Hormonen schreibt auch der amerikanische Professor für Zellbiologie Bruce Lipton in seinem Buch „Intelligente Zellen", dass neuere Studien mit diesen Medikamenten zeigen, dass sie mitnichten nur auf die Fortpflanzungsorgane und deren Funktion wirken:
Rezeptoren für Östrogene spielen eine erhebliche Rolle für die Funktion von Gehirn, Herz und Blutgefäßen. Die routinemäßige Behandlung von Frauen im Klimakterium mit synthetischen Hormonen über Jahre wirkt also nicht nur auf einzelne Gewebe, sondern im gesamten Körper.
Sie führt demzufolge auch überall zu Nebenwirkungen und Schäden, zum Beispiel höheren Raten an Krankheiten des Herzens, des Herz-Kreislauf-Systems und des Nervensystems inklusive des Gehirns.

Hinzu kommt die Darreichungsform, sprich, wie wird es gegeben? Als Creme oder Gel (Östradiolhemihydrat) oder als Tablette (Ethinylestradiol)? Die Verabreichung über die Haut, als Gel oder Creme hat den positiven Effekt, dass die Leber als Entgiftungsorgan umgangen wird. Damit entfallen die Nebenwirkungen dort und die Hormondosis kann wesentlich geringer sein, da bei der Aufnahme durch die Haut das Hormon sofort im Gewebe und im Lymph- oder Blutstrom ist und somit ohne Umweg über das Verdauungssystem und ohne weitere Verstoffwechselungen im Körper wirken kann. Durch die Ergebnisse der beiden großen Studien über Frauengesundheit in den USA und in Großbritannien 2002 und 2003 wissen wir, dass die Hormone, die über die Haut gegeben werden, keine Nebenwirkungen haben, während die Tablettenform durch die Verstoffwechselung der Leber jede Menge Nebenwirkungen hervorruft.

In der Therapie der Wechseljahre wird meist eine andere künstliche Form des Östradiols (durch Alkohol verestertes Hemihydrat) gegeben. Es ist „natürlicher" als das Ethinylestradiol, wird aber fast immer viel zu hoch dosiert (bis zum 20-Fachen dessen, was benötigt wird!) und meist ohne seinen natürlichen Gegenspieler Progesteron gegeben, und wenn doch, dann fast nie in ausreichender ausgleichender Dosierung.

Nie Östrogene ohne ausreichend natürliches Progesteron als Gegenspieler!

Seit synthetische „Östrogene" als Hormonersatztherapie für die Beschwerden der Wechseljahre vor etwa 50 Jahren auf den Markt kamen, sind sie auch häufig verschrieben worden. Anfangs wurden ausschließlich östrogenartig wirkende Stoffe verschrieben. Es hat einige Jahre gedauert, bis offensichtlich wurde, dass diese Art der Therapie zu einem unglaublichen Anstieg von 600 Prozent beim Gebärmutterkrebs führte. Seit Mitte der 1970er-Jahre gilt es daher als Kunstfehler, einer Frau, die mit – natürlichen oder synthetischen – Östrogenen behandelt wird, die das Wachstum der Gebärmutterschleimhaut bis hin zur Krebsentstehung fördern können, nicht auch gleichzeitig einen bremsenden „Gegenspieler" zu geben. Nur dass die Schulmedizin dafür leider ausschließlich synthetische Stoffe, nämlich die künstlichen Progestine benutzt. Diese hemmen zwar das Wachstum der Zellen in der Gebärmutter, steigern jedoch das Brustkrebsrisiko.

Woher kommt die irrige Meinung, dass eine Frau, deren Gebärmutter operativ entfernt wurde, kein Progesteron braucht?

Die Schulmedizin setzt durch die herrschende Begriffsverwirrung das natürliche Progesteron mit den synthetischen Progestinen gleich. So scheint es dann auch logisch, unter dem Aspekt des drohenden Brustkrebses durch Progestine, auf diese zu verzichten, wenn sie nicht dafür gebraucht werden, den Aufbau der Gebärmutterschleimhaut zu verhindern. Jetzt kommt es allerdings noch schneller zur Östrogendominanz und den damit verbundenen Beschwerden, und falls die Eierstöcke noch vorhanden sind, steigt jetzt die Gefahr für Eierstockkrebs enorm an, genauso wie die Gefahr für Brustkrebs.

Nebenbei bemerkt: Die Begriffsverwirrung bei den Hormonen geht so weit, dass die Progestine, diese künstlichen Stoffe, die weder im Körper noch in der Natur vorkommen, auch als „Gelbkörperhormone" bezeichnet werden, als ob der Eierstock Medikamente herstellen würde!

Nebenwirkungen der synthetischen „Östrogene":

■ Kopfschmerzen ■ Ödeme ■ Gefühl „aufgeblasen" zu sein ■ Brustspannungen und -schmerzen ■ Gewichtszunahme ■ erhöhtes Risiko für Herzinfarkt, Schlaganfall, Embolien, Thrombosen ■ erhöhtes Risiko für verschiedene Krebsarten (vor allem Gebärmutterkrebs) Alles auch **Zeichen einer Östrogendominanz**!

Progesteron braucht jede Frau, egal ob mit oder ohne Gebärmutter, mit oder ohne Eierstöcke.

6.3 Sogenannte natürliche, equine konjugierte Hormone aus Stutenurin

„Zwei Dinge sind unendlich, das Universum und die menschliche Dummheit. Beim Universum bin ich mir noch nicht ganz sicher."

ALBERT EINSTEIN

Ein besonders trauriges Kapitel sind die sogenannten konjugierten, equinen Östrogene, die aus dem Harn trächtiger Stuten stammen. Mit den Begriffen „equine, konjugierte Östrogene" ist der Sachverhalt, dass sie von Pferden stammen, elegant und verschleiernd umschrieben. Sie werden als „natürliche Östrogene" gehandelt, was sie für Stuten auch sind, allerdings nicht für Frauen, denn sie entsprechen nicht den Hormonen, die wir in unserem Körper produzieren.

Nach Informationen von Tierschutzorganisationen verursacht die Haltung der Stuten zur Gewinnung von Urin für die Hormonersatztherapie den Tieren großes Leid und ist vergleichbar mit der Käfighaltung von Hennen. Die Pferde dürfen monatelang nicht ins Freie und bekommen zu wenig Wasser, um den Hormongehalt im Urin zu erhöhen. Von der betroffenen Pharmafirma wurde allerdings energisch dementiert, dass diese Anschuldigungen wahr seien. Sie betont, dass die Stuten artgerecht gehalten werden und dass Pferdehormone seit etwa 50 Jahren im Gebrauch und gut untersucht seien.

Für Pferde sind equine konjugierte Hormone natürlich, aber ganz bestimmt nicht für Frauen.

6.4 Xenöstrogene – die ganz falschen Östrogene

Viele Stoffe und Gifte in der Umwelt können ähnlich wie Östrogene nach dem Schlüssel-Schloss-Prinzip im menschlichen Körper wirken. Sie werden „Xenöstrogene" genannt (griech. xenos = der Fremde). Man findet diese Xenöstrogene in Kunststoffen, Haushaltsreinigern, Kosmetikprodukten, Holzschutzmitteln und leider auch schon im Trinkwasser. So wissen wir heute, dass Plastikgeschirr, das aus Erdöl gemacht wird, diese Fremdöstrogene enthält und bei Erwärmung in die daraufliegenden Speisen abgibt (Achtung bei Fertiggerichten, die in der Verpackung erwärmt werden!). Teppichböden, Möbel und andere aus Erdöl hergestellte Dinge können Xenöstrogene in die Raumluft abgeben, die wir dann einatmen. Künstliche UV-Filter und andere Zusatzstoffe auf Erdölbasis in Kosmetikprodukten können über die Haut in unseren Körper aufgenommen werden und dort ihre fatale Wirkung entfalten. Xenöstrogene reichern sich außerdem im Fettgewebe von Tieren an, daher ist Vorsicht vor zu viel fettem Fleisch oder fettem Fisch geboten. Wir wissen, dass bei der konventionellen Aufzucht und Haltung von sogenannten Nutztieren Medikamentencocktails verwendet werden. Nicht nur die schon häufig genannten Antibiotika sind ein Problem, sondern auch die

Umweltverschmutzung

Dr. Lee, der amerikanische Pionier der Therapie mit natürlichen Hormonen, vertrat die Ansicht, dass eine Östrogendominanz auch mit der Umweltverschmutzung zusammenhängt, wie sie seit Mitte der 1950er-Jahre fast überall auf der Welt gegeben ist. Viele dieser un-natürlichen Stoffe haben im Körper östrogenartige Wirkungen und könnten mit verantwortlich sein für die zurzeit offensichtlich zunehmenden Probleme, wie eine verminderte Spermienzahl bei Männern oder eine nachlassende Eierstockfunktion bei Frauen.

verwendeten Östrogene, egal in welcher Form. Die Belastung in Bio-Produkten ist deutlich niedriger oder fehlt ganz.

Hinzu kommt, dass durch die jahrelange Einnahme von Ovulationshemmern („Pille") und künstlichen Hormonpräparaten in den Wechseljahren Tausende von Frauen synthetische „Östrogene" über ihren Urin ins Wasser abgeben. So ist inzwischen sowohl das recycelte Wasser aus Kläranlagen als auch unser Grundwasser mit synthetischen, körperfremden Östrogenen belastet, die wir wieder mit dem Trinkwasser aufnehmen.

Forscher der verschiedensten Fachrichtungen berichten, dass nicht nur die Spermienproduktion bei Männern schlechter geworden ist, sondern auch einige Tierarten „verweiblichen", und so bleibt ausreichender Nachwuchs aus. Auch wenn das momentan „nur" Schnecken, Fische und Frösche betrifft, ist es doch ein Warnzeichen, das aufzeigt, was Östrogendominanz alles verursacht.

6.5 Östrogendominanz – das vorherrschende Problem für ein Hormonungleichgewicht

Östrogen, welcher Herkunft auch immer, das nicht durch natürliches Progesteron ausgeglichen wird, ist immer mit gesundheitlichen Störungen verbunden. Man spricht von einer Östrogendominanz, wenn zu viel Östradiol und zu wenig Progesteron im Verhältnis zueinander vorhanden sind, wenn also das Östrogen nicht durch Progesteron ausbalanciert werden kann. Nach jahrzehntelanger Erfahrung von Dr. John R. Lee sollte das Verhältnis von Östrogen zu Progesteron mindestens 1:50 bis 1:100 und unter Therapie mit biologischen Hormonen mindestens 1 : 200 bis 1 : >300.

Ein Östrogenmangel, wie der Schulmedizin-Mythos ihn postuliert, ist daher meist nicht das vorherrschende Problem bei den vielfältigen Symptomen und Beschwerden von Frauen jeden Alters. Im Gegenteil. Es herrscht fast immer erst eine Östrogendominanz mit einem relativen oder absoluten Progesteronmangel. Progesteron ist, wie wir ja schon gesehen haben, ein Vorläuferhormon von Cortisol, Testosteron und den Östrogenen (siehe Abb. Seite 31). Das heißt, dass bei einem Progesteronmangel auch zu wenig von jenen Hormonen gebildet wird. Werden als „Therapie" noch zusätzlich Östrogene gegeben, können diese nicht zu Progesteron werden und verstärken das ursprüngliche Problem zusätzlich. Eine unkritische Östrogengabe ohne eine vorherige Hormonbestimmung ist in dem Fall doppelt fatal und verschiebt das vorhandene Ungleichgewicht noch weiter. Die Symptome werden stärker statt schwächer, und es kommen neue Beschwerden hinzu.

Es wird an Frauen nie so viel operiert wie in den Lebensjahren zwischen Anfang dreißig und Mitte bis Ende vierzig, nie so häufig die Krebsangst geschürt, am Gebärmutterhals konisiert und was sich die männlich dominierte gynäkologische Schulmedizin noch so alles ausgedacht hat, anstatt ganz einfach nachzuschauen, welche Hormone denn tatsächlich fehlen und entsprechend das (meist) fehlende Progesteron in der bioidentischen Form zu ersetzen.

Östrogene und Krebs

Dr. Michael Platt schreibt in seinem Buch „Die Hormonrevolution", dass man bereits seit einem halben Jahrhundert weiß, dass Östrogene bei Frauen mehr als sechs verschiedene Krebsformen auslösen können, Krebs an der Gebärmutterschleimhaut und am Gebärmutterhals, an den Eierstöcken, der Vagina, der Brust und am Dickdarm.

Seit 2003 endlich steht Östrogen mit auf der Liste der krebserregenden Substanzen, doch diese Tatsache ist bei vielen Ärzten/innen und Patientinnen noch nicht angekommen, weil niemand deutlich darüber spricht.

Eine Östrogendominanz bei Männern, hervorgerufen durch Stress und nachlassende Hormonproduktion, wird kaum zur Kenntnis genommen und schon gar nicht therapiert. Das, was bei Frauen zu viel untersucht und behandelt wird, geschieht beim „starken Geschlecht" deutlich zu wenig!

Östrogendominanz führt zu:

Bei beiden Geschlechtern: Beschleunigung des Alterungsprozesses, Allergien (Asthma, Ekzeme, Schnupfen), Autoimmunstörungen (zum Beispiel Morbus Hashimoto, Lupus erythematodes, Multiple Sklerose), Gallenblasenerkrankungen, Ödeme, Völlegefühl, Gefühl von „Aufgeblasensein", vermehrtes Fettgewebe an Bauch, Hüften und Schenkeln, Schilddrüsenfunktionsstörungen, kalte Hände und Füße, Erschöpfung, emotionale Verstimmungen, Depressivität mit innerer Unruhe und Angststörungen, Panikattacken, veränderte Blutgerinnung mit der Gefahr von Schlaganfällen, Herzinfarkten und Thrombosen, Reizbarkeit, Stimmungsschwankungen, Denkstörungen, Konzentrations- und Merkstörungen, Schlafstörungen, Leistungsschwäche, Muskel- und Gelenkschmerzen, Haarausfall, Kopfschmerzen, Migräne, nachlassende Knochendichte (Osteopenie / Osteoporose), Blasenfunktionsstörungen, Schwindel, ...
Bei Frauen: verlängerte, heftigere Regelblutungen, Mastodynie, Mastopathien (= schmerzende, berührungsempfindliche Brüste), Zysten in den Brüsten und an den Eierstöcken, Zellveränderungen am Muttermund (Cervixdysplasien, Pap III und schlechter), Myome, Unfruchtbarkeit, Eierstockkrebs, Gebärmutterhalskrebs, Gebärmutterkrebs und Brustkrebs
Bei Männern: Zeugungsunfähigkeit, schlechte Spermienqualität, zu geringe Spermienzahl, Impotenz, Gewichtszunahme, Fetteinlagerung, Prostataprobleme, Libidoverlust, Depressionen

Diese Liste ist lang, aber sicher nicht vollständig. Sie zeigt deutlich die Brisanz des Themas für unsere Gesundheit.

Zwei Beispiele aus der Praxis

Gertraud ist 32 Jahre, verheiratet, hat Zwillinge und arbeitet halbtags, als sie das erste Mal meine Praxis besucht. Sie berichtet, dass sie mit 16 Jahren einen Eierstock „verlor". Nach der Geburt ihrer Zwillinge diagnostizierte man bei ihr am zweiten Eierstock blutgefüllte Zysten und entfernte auch diesen. Ihr damaliger Gynäkologe empfahl eine „Hormonspirale" (enthält künstliches Progestin) und sie solle täglich ein Östrogen-Gel benutzen. Kurze Zeit später fühlte Gertraud sich wie aufgeblasen, wurde übergewichtig und es ging ihr insgesamt nur noch schlecht. Sie nahm 20 (!) Kilo zu, bekam Schlafstörungen, Kopfschmerzen, Depressionen, Hitzewallungen, Blutdruckschwankungen und war ohne Energie. Sie sagte mir bei unserem ersten Gespräch, dass sie am liebsten nicht mehr leben wolle.

Nach Absetzen des östrogenhaltigen Gels und Entfernen der Spirale sowie Beginn der Behandlung mit natürlichem Progesteron als Creme fühlte sie sich von Woche zu Woche besser. Nebenbei verlor sie etwa 15 Kilo Körpergewicht in einem Jahr, gewann ihren Optimismus zurück, hatte keine Kopfschmerzen mehr und konnte wieder schlafen und normal arbeiten. Die Depressionen sind bis heute, etwa drei Jahre danach, nicht wieder aufgetreten, ebenso alle anderen Beschwerden. Sie sagte wörtlich, dass ich ihr das Leben gerettet hätte!

Fazit: Gertrauds Behandlung durch ihren Gynäkologen kam wie folgt zustande: Erstens braucht nach Meinung der Schulmedizin eine Frau, der die Eierstöcke fehlen, Östrogen, also bekam Gertraud das Gel. Nur leider ist die übliche Dosierung etwa 8- bis

20-fach zu hoch. Zweitens hatte Gertraud ja noch ihre Gebärmutter, zu deren Schutz brauchte sie ein „Gestagen“. Da die Schulmedizin nicht zwischen natürlichen, bioidentischen Hormonen und deren synthetischen Abkömmlingen unterscheidet, erhielt sie die sogenannte Hormonspirale, die ein künstliches Gestagen, besser Progestin genannt, abgab, damit es in der Gebärmutter nicht zu unkontrolliertem Wachstum der Schleimhaut kommt und kein Krebs entsteht. Das Resultat war eine massive Östrogendominanz mit Ödemen, Gewichtszunahme, Kopfschmerzen, Depressionen, Hitzewallungen (die gibt es auch bei Überdosierung!) und zugleich einem massiven Progesteronmangel, da sie ja nur ein künstliches Gestagen, einen minderwertigen Ersatz bekommen hatte. Sie reagierte darauf mit Angst- und Panikattacken, Depressionen, Denk- und Konzentrationsstörungen, Lustlosigkeit und Schlafstörungen und zunehmend mit Suizidgedanken. Aufgrund der Schlafstörungen und Hitzewallungen hatte ihr Gynäkologe leider dazu geraten, noch mehr Östrogen-Gel zu nehmen, was die Östrogendominanz weiter verstärkte.

Friedhelm, 23 Jahre, war stark übergewichtig, als er in meine Praxis kam. Er wog bei einer Körpergröße von ein Meter achtzig etwa 145 Kilogramm. Obwohl er Sport trieb und sich bewusst ernährte, gelang es ihm nicht, abzunehmen. In seinem Studium bekam er immer größere Probleme, da seine Konzentrationsfähigkeit stark nachließ. Überhaupt fühlte er sich ständig müde und erschöpft. Alle üblichen schulmedizinischen Untersuchungen zeigten angeblich keinerlei Ursachen für sein massives Übergewicht und all die anderen Beschwerden.

Im Speicheltest zeigte sich eine Östrogendominanz, viel zu wenig DHEA, Testosteron, Progesteron und Cortisol. Die Schilddrüse war von den Werten her in der Unterfunktion (Hypothyreose).

Nach der Gabe von Schilddrüsenhormonen, Progesteron und DHEA, sowie verschiedenen Vitalstoffen (Vitamine, Spurenelemente und Mineralien) konnte Friedhelm sein Körpergewicht schnell verringern. Er nahm innerhalb kurzer Zeit fast 20 Kilogramm ab und verringert sein Gewicht seither langsam aber stetig weiter. Schon bald hatte er wieder viel mehr Energie und konnte sein Studium erfolgreich fortführen. Sein Konzentrationsvermögen und seine Lebenslust waren zurückgekehrt.

Fazit: Dass bei den schulmedizinischen Untersuchungen die Unterfunktion der Schilddrüse nicht diagnostiziert wurde, kann nur erstaunen. Aber selbst wenn Friedhelm Schilddrüsenhormone bekommen hätte, wäre damit nur ein Bruchteil seiner ausgeprägten Hormondysbalance behoben worden und seine Situation hätte sich vermutlich nur unzureichend verbessert. Da andere Hormone in der normalen Schulmedizin grundsätzlich nicht betrachtet werden, konnte eine passende Diagnose und Behandlung nicht erfolgen.

Hinzu kommt, dass viele Schulmediziner bei Übergewichtigen häufig der Meinung sind, dass die Betroffenen einfach besser auf ihre Ernährung achten und sich mehr bewegen sollen, dann würde sich alles andere von allein wieder einrenken. Wahrscheinlich hat diese Einstellung auch dazu geführt, dass Friedhelm von seinen behandelnden Ärzten/innen nicht ernst genommen wurde.

Kapitel 7
Progesteron, das wichtigste, aber leider (fast) vergessene Hormon

„Macht es nach, aber macht es genau nach."

DR. SAMUEL HAHNEMANN

Progesteron ist der wichtigste Vertreter der natürlichen im Körper gebildeten Gestagene. Es ist ein geschlechtsneutrales Hormon, das bei allen Wirbeltieren, Kindern, Männern und Frauen gleichermaßen vorkommt und im Körper unzählige Aufgaben hat, um uns gesund, leistungsfähig, emotional ausgeglichen und geistig wie körperlich fit zu halten.

Progesteron entsteht bei Frauen vorwiegend im Gelbkörper, dem Gebilde, das nach einem Eisprung im Eierstock zurückbleibt. In geringeren Mengen wird Progesteron auch in den Nebennieren und bei Männern zusätzlich in den Hoden gebildet. Während einer Schwangerschaft produziert die Plazenta Progesteron in großer Menge, ist es doch das schwangerschaftserhaltende Hormon (aus dem Lateinischen „pro gestare" = „für das Tragen", also für die Schwangerschaft). Ohne genügend Progesteron ist das Überleben des Embryos unmöglich.

Progesteron ist ein „Wohlfühlhormon" für Frau und Mann mit sehr vielen verschiedenen Funktionen. 20 Prozent der Progesteronrezeptoren, der „Andockstellen", liegen im Gehirn. Es reguliert dort die Verknüpfung der Neuronen und ist an dem Aufbau der

Nervenhüllen mit beteiligt. Progesteron ist für unser emotionales Gleichgewicht und unsere Ausgeglichenheit unverzichtbar, es verbessert die Konzentration, die Gedächtnisleistung und den Schlaf und es regeneriert verletzte Gehirnmasse, zum Beispiel nach einem Schlaganfall. In den 1930er-Jahren wurde es auch bei einigen Formen der Epilepsie erfolgreich eingesetzt, da es krampflösende Eigenschaften hat.

Es ist Vorläufer von Cortisol/Kortison sowie von Testosteron und den Östrogenen. Gleichzeitig ist es der Mit- und Gegenspieler (Synergist/Antagonist) der Östrogene (Östron, Östradiol und Östriol) und des Testosterons, was bedeutet, dass Progesteron einerseits die Wirkung der Östrogene und des Testosterons unterstützt, aber auch deren überschießende Wirkung einschränkt. Es bremst das durch Östrogene angeregte Zellwachstum, zum Beispiel an der Gebärmutterschleimhaut und den Drüsenzellen der Brust, und kann daher helfen, diesen Krebsarten vorzubeugen. Für Männer ist es als Testosteron-Gegenspieler u.a. wichtig für die Gesundheit der Prostata.

Progesteron ist kein „weibliches" Hormon, auch wenn es bei Frauen in größeren Mengen vorliegt. Es wirkt nicht feminisierend, also verweiblichend auf den männlichen Körper. Wie schon gesagt, wird es auch in Androgene umgewandelt, also „männliche" Hormone, zum Beispiel Testosteron.

Für ein gesundes leistungsfähiges Herz ist Progesteron ebenfalls sehr wichtig, weil es die Gefäße stärkt und elastisch erhält, deren Krämpfe verhindert und somit einen Schutz vor Herzinfarkt bietet. Die Gefahr von Embolien wird dadurch drastisch reduziert. Progesteron verbessert auch die Fließeigenschaft des Blutes und es hilft damit Schlaganfälle, Thrombosen und Venenbeschwerden zu verhindern. Nebenbei fördert es das Wachstum von Haut,

Haaren und Nägeln und stärkt das Bindegewebe, was auch Venenbeschwerden vorbeugt. Darüber hinaus ist Progesteron für den Knochenaufbau unverzichtbar und somit äußerst hilfreich bei der Therapie der Osteoporose. Nicht zuletzt steigert es den Energiestoffwechsel, schwemmt Wasser aus dem Körper aus, hilft den Blutdruck zu regulieren und die Blutgerinnung zu normalisieren, es heilt Blasenbeschwerden und verhindert Gallenleiden, die durch Östrogenüberschuss entstehen, unterstützt die Schilddrüse, indem es die Wirkung der Schilddrüsenhormone verbessert und die Schilddrüse vor einer Entzündung schützt (Morbus Hashimoto). Progesteron ist jedoch kein Wunderhormon, es sei denn, wir betrachten unseren Körper insgesamt als ein Wunder, doch es ist unverzichtbar für unsere Gesundheit und das Gleichgewicht der Hormone im Körper.

Ein Beispiel aus der Praxis

Anne war Anfang 20, da setzte, ausgelöst durch den Abschied ihres Freundes und gleichzeitiges Absetzen der Antibabypille, ihre Periode aus und ihr Hormonhaushalt geriet aus dem Gleichgewicht. In den darauffolgenden Monaten nahm sie 20 Kilo an Gewicht zu, hatte Heißhungerattacken, Gemütsschwankungen und ihr Gesicht ähnelte immer mehr einem Vollmond. Bei den Ärzten stieß ihr Zustand auf Unverständnis, sie waren der Meinung, sie solle weniger essen und sich nicht so anstellen. Sie lebte in diesen Jahren sehr zurückgezogen, traute sich nur für ihre Arbeit aus dem Haus und hatte kaum andere soziale Kontakte.

Nach zwei Jahren kam ein Arzt auf die Idee, einen Hormonstatus bei ihr zu erstellen. Das Ergebnis zeigte ein fast vollständiges Fehlen des Progesterons und eine Insuffizienz der Nebennierenrinde, was heißt, dass die Hormonproduktion dieser Drüsen fast nicht mehr vorhanden war. Er gab Anne unter anderem ein Gestagenpräparat. Ihr Zustand besserte sich langsam und sie fand zu ihrer ehemals schlanken Figur zurück.

Bis zur Geburt ihres Sohnes hatte sie außer zeitweise starken Kopfschmerzen keine Beschwerden. Das änderte sich schlagartig nach der Entbindung. Zwei- bis dreimal im Monat überfielen sie Migräneanfälle mit Übelkeit sowie Seh- und Gleichgewichtsstörungen, die sie als gottgegeben hinnahm.

Ihr größter Wunsch war ein zweites Kind. Über Jahre versuchte sie erneut schwanger zu werden, ohne Erfolg. Sie war Ende dreißig, als es doch noch klappte, die Freude war riesengroß. Leider währte sie nur kurz: Zu Beginn des vierten Schwangerschaftsmonats setzten Blutungen ein. Ein Frauenarzt bestätigte den traurigen Verdacht: Der Fötus war abgestorben.

Erst nach Jahren ist Anne in Kontakt mit der Behandlung von naturidentischen Hormonen gekommen. Das Ergebnis des Speicheltests zeigte viel zu niedrige DHEA- und Progesteronwerte. Der zu diesem Zeitpunkt immer noch bestehende Kopfschmerz besserte sich rasch nachdem sie DHEA und natürliches Progesteron bekam.

Fazit: Es lässt sich im Nachhinein natürlich nur vermuten, aber in Annes Fall hätte Progesteron höchstwahrscheinlich für einen regelmäßigen Eisprung sorgen können, sodass eine erneute Schwangerschaft möglich gewesen wäre. Auch die Migräneanfälle, die Übelkeit und die Gleichgewichtsstörungen deuten sehr stark darauf hin.

Ab Mitte dreißig lässt bei Frauen bereits die Progesteronproduktion nach, da nicht mehr jeder Zyklus einen Eisprung hat oder die Bildung des Gelbkörpers gestört sein kann. Oft liegt deshalb schon zwischen dreißig und vierzig ein Ungleichgewicht der Hormone

Was Progesteron alles kann

Natürliches Progesteron

- erhält die Schleimhaut in der Gebärmutter und hilft bei der Einnistung des befruchteten Eis.
- ist unverzichtbar für das Zustandekommen und die Erhaltung einer Schwangerschaft.
- schützt vor Zysten und Gewebsveränderungen in der Brust.
- hilft Fett in Energie umzuwandeln.
- fördert die Wasserausscheidung aus dem Gewebe.
- strafft das Bindegewebe und beugt Venenbeschwerden vor.
- ist das stärkste natürliche Antidepressivum.
- verbessert die Verwertung der Schilddrüsenhormone und führt zu einem besseren Stoffwechsel.
- normalisiert die Blutgerinnung, verhindert so Thrombosen, Embolien und Infarkte.
- wirkt krampflösend und beugt so auch Herzinfarkten und Schlaganfällen vor.
- baut um die Nerven herum Hüllen (Myelinscheiden) auf, die für die Nervenfunktion unerlässlich sind.
- regeneriert Hirngewebe.
- normalisiert den Blutzuckerspiegel und den Fettstoffwechsel.
- reguliert den Zink- und Kupferhaushalt.
- stärkt die Blasenfunktion.
- beugt bei Männern Prostataproblemen vor.
- stellt einen angemessenen Sauerstoffspiegel in der Zelle her.
- stimuliert den Knochenaufbau durch die Anregung der knochenaufbauenden Zellen (Osteoblasten).
- ist ein Vorläuferhormon für Cortisol, der Östrogene und Testosteron, zudem aktiviert es ein Gen, das Brustkrebs verhindert (P53), indem es den Zellen vermittelt, wann es Zeit ist, abzusterben.

Progesteron und Östrogen vor: Es entsteht eine Östrogendominanz, ein Überwiegen des Östrogens mit all den vielen bereits beschriebenen Problemen und Auswirkungen (siehe Kapitel 6.5).

So ist es zu erklären, dass in diesem Alter bei den Frauen viele neue Beschwerden auftreten, wie Zysten in der Brust und an den Eierstöcken, Myome in der Gebärmutter, heftige und verlängerte Regelblutungen, schmerzhaftes Brustspannen und PMS (prämenstruelles Syndrom), nachlassende Energie und unerklärliche Gemütsschwankungen.

Auch bei Männern lässt die Progesteronproduktion mit steigendem Alter nach. Daraus können sich bei beiden Geschlechtern Beschwerden und Krankheiten wie Herzrhythmusstörungen, Blasenprobleme, Gemütsschwankungen, Schlafstörungen, Konzentrations-, Denk- und Merkstörungen und einiges andere mehr ergeben.

Bei Männern wird Progesteron in der Nebenniere und in den Hoden gebildet. Männer brauchen es für ihre psychische Ausgeglichenheit, zur Gesunderhaltung von Herz und Prostata, für den Knochenstoffwechsel, für die Fruchtbarkeit und manches mehr. Vor allem brauchen Männer es aber auch als Gegengewicht zu den vielen unnatürlichen Stoffen aus der Umwelt, die östrogenartige Wirkung haben (siehe Kapitel 6.4) und damit beim Mann eine Östrogendominanz auslösen können.

Progesteron-Mangel

Bei beiden Geschlechtern: Schilddrüsenfunktionsstörungen, Herzrhythmusstörungen, Gedächtnisstörungen, Kopfschmerzen, Migräne, emotionale Verstimmungen, plötzliche Aggressionen, depressive Verstimmungen bis hin zu Depressionen, Gefühl der Sinnlosigkeit des Lebens, Vergesslichkeit, Schlafstörungen, Nachlassen des Denkvermögens und der Libido, Leistungsabfall, Energiemangel, Blutdruckschwankungen, Gewichtszunahme und Knochenmasseverlust(Osteoporose)

Bei Frauen: Unfruchtbarkeit, Frühabortus, prämenstruelle Beschwerden, Schmerzen vor und während der Regelblutung (zum

Beispiel Krämpfe), heftige, verlängerte Blutungen, Wassereinlagerung im Gewebe, Brustspannen, Ödeme, Bildung von Zysten in Brust und Eierstöcken, Myome in der Gebärmutter, Wechseljahrsbeschwerden, Blasenprobleme, Gemütsschwankungen
Bei Männern: Beschwerden mit der Prostata, Probleme mit der Fruchtbarkeit, Gefäßkrämpfe, die am Herzen einen Herzinfarkt auslösen können und im Gehirn einen Schlaganfall u.a.m.

Progesteron-Überschuss

Bei beiden Geschlechtern: Macht erstaunlicherweise meist keinerlei Beschwerden, manchmal kommt es zu Schwindelgefühlen, leichter Benommenheit, Gefühl wie beschwipst zu sein, seltener gibt es die Symptome einer Östrogendominanz, was an einer verstärkten Umwandlung liegen könnte, und durch „Weglassen" des Progesterons/ der Progesteroncreme schnell wieder verschwindet.

7.1 Synthetische „Gestagene"

In der Medizin, in der Literatur und im allgemeinen Sprachgebrauch wird der Oberbegriff Gestagene sowohl für das natürlich vorkommende Progesteron und seine Abkömmlinge als auch für die künstlichen Progestine verwendet. Daraus entstehen viel Verwirrung und nicht nur für die Frauen auch viele Verständnisprobleme. Die künstlichen Gestagene, besser Progestine genannt, heißen Desogestrel, Levonorgestrel, Norethisteron, Dienogest oder ähnlich und sind alle vom Progesteron verschieden. Diese Progestine, manchmal auch Pro-Gestagene genannt, sind immer körperfremd. Eine Tatsache, die oft nicht einmal Fachärzten bewusst ist und auch in der Presse, sowohl der wissenschaftlichen wie auch der Laienpresse, meist munter vermischt wird.

So ist unter anderem auch die nicht selten gehörte und falsche Behauptung zu erklären, dass Progesteron angeblich zu Brustkrebs führt, was NUR auf die synthetischen, körperfremden Gestagene zutrifft, nicht jedoch auf natürliches oder bioidentisches Progesteron, das Krebs vorbeugt.

Wenn von Gestagenen gesprochen wird, sollte immer genau unterschieden werden zwischen dem natürlichen, körperidentischen Progesteron und den synthetischen Progestinen, den Medikamenten mit Hormonwirkung. Da die biochemischen Strukturen der Progestine vom körpereigenen Progesteron völlig verschieden sind, taugen sie nicht als „Schlüssel" zu den Progesteronrezeptoren. Somit sind sie für unsere Gesundheit sehr nachteilig, was sich in den vielen Nebenwirkungen zeigt (siehe Tabelle). Hinzu kommt, dass die künstlichen Progestine die Menge des natürlichen Progesterons im Körper noch weiter absinken lassen.

Besonders deutlich wird die Wirkung der künstlichen Progestine auf unseren Körper durch die Tatsache, dass Progesteron für eine Schwangerschaft unverzichtbar ist, aber mit nahezu allen Progestinen, also künstlichen Gestagenen, eine Abtreibung herbeigeführt werden kann!

Nebenwirkungen der synthetischen „Gestagene" (Progestine):

▪ Kopfschmerzen ▪ Stimmungsschwankungen ▪ Depressionen ▪ Spannungsgefühle in den Brüsten oder sogar heftige Brustschmerzen ▪ Gewichtszunahme ▪ Ödeme an den Knöcheln und Augenlidern ▪ hohes Brustkrebsrisiko und vieles mehr. Auffällig bei dieser Liste ist die Übereinstimmung der Beschwerden mit jenen einer Östrogendominanz. Progesteron in seiner natürlichen Form hat keine dieser Nebenwirkungen, im Gegenteil, es bringt sie zum Verschwinden.

Kapitel 8
Die „Pille“ und andere Eingriffe ins Hormonsystem

Kein Problem kann auf derselben Bewusstseins-ebene gelöst werden, auf der es entstanden ist.

ALBERT EINSTEIN

Ein anderer Eingriff in das Hormonsystem ist das Blockieren der körpereigenen Hormonproduktion. Die sogenannte „Pille“ ist hier das bekannteste Beispiel. Sie ist in der westlichen Welt das am häufigsten verwendete Verhütungsmittel.

Im Jahre 1960 kam die erste Antibabypille mit dem Inhaltsstoff Norethisteron unter dem Namen Enovid auf den amerikanischen Markt. Mit der Entwicklung der Pille (Ovulationshemmer) und deren Zulassung in den USA begann das Zeitalter der Vermarktung der synthetischen „Hormone“, genauer gesagt, der Medikamente mit Hormonwirkung.

Zu Anfang führten moralische Bedenken vieler gesellschaftlicher Institutionen zu Protesten und Empörung. Eine Frau, die selbst entscheidet, ob sie schwanger werden möchte, dies ging entschieden zu weit. Aus diesem Grund setzte man die Pille vorerst nur zur Behebung von Menstruationsbeschwerden ein, und dies auch nur bei verheirateten Frauen.

Bei der Pille handelt es sich um ein regelmäßig oral einzunehmendes Medikament, das die weiblichen Hormone Östrogen/Östradiol und Progesteron in biochemisch veränderter,

Stoffwechsel fremder Form in unterschiedlicher Zusammensetzung und Dosierung als „Medikament mit hormonähnlicher Wirkung“ enthält. Der Östrogen-Ersatz enthält meist synthetisches Ethinylestradiol (siehe Kapitel 6.2) und verschiedene synthetische Progestine, also künstliche Gestagene (siehe Kapitel 7.1), als unzureichenden Ersatz für das Progesteron. Während Progesteron das Schwangerschaftshormon ist, kann mit den meisten Ovulationshemmern/Pillen abgetrieben werden. Dies zeigt schon die eklatanten Unterschiede.

Durch die Pilleneinnahme wird der Eisprung verhindert. Die monatliche Blutung ist keine natürliche Regelblutung mehr, es kommt durch die Pillenpause und den plötzlichen Entzug der hormonähnlich wirkenden Stoffe zu einer sogenannten Abbruchblutung, die in der Regel schwächer, kürzer und schmerzfreier ist. Diese Abbruchblutung ist lediglich eine Alibifunktion für die Frauen, um ihnen die Illusion aufrechtzuerhalten, dass ihr Hormonsystem dennoch funktioniert. Da unter der Pille keine Gebärmutterschleimhaut aufgebaut wird, muss auch keine abgeblutet werden, und weil der Eisprung verhindert wird, entsteht weder ein Gelbkörper noch das Gelbkörperhormon Progesteron.

Unter der Pilleneinnahme wird im Körper nur noch wenig natürliches Progesteron in den Nebennieren gebildet. Da Progesteron aber auch die Vorstufe anderer Hormone ist, kommt es besonders in Stresszeiten schnell zu einem Ungleichgewicht im Körper.

Das Hormon Östradiol wird in der Pille zwar ebenfalls in künstlicher Form zugeführt, allerdings ist es dem körpereigenen Östradiol so weit verwandt, dass unter der Einnahme der Pille meist früher oder später eine Östrogendominanz auftritt. Dies erklärt auch die vielfältigen Nebenwirkungen.

Die weit verbreitete Meinung, dass die „Pille" dem Körper eine Schwangerschaft vortäuscht und es deshalb keinen Eisprung gibt, ist falsch, denn während einer Schwangerschaft hat der Körper natürlicherweise sehr viel Progesteron, was unter der Einnahme der Pille nicht der Fall ist, sodass es auch deshalb viele verschiedene Nebenwirkungen gibt.

Heute ist die „Pille" zwar deutlich niedriger dosiert als früher, aber egal wie hoch dosiert, die „Pille" ist und bleibt ein künstlicher Eingriff ins Hormonsystem. Kaum eine Frau, geschweige denn ein junges Mädchen, sind sich darüber im Klaren, was durch die Einnahme der Pille im Körper geschieht. Es kommt auch nicht auf die relative oder absolute Höhe der Fremdstoffe an, die die Pille enthält, sondern vielmehr auf deren „Körperfremdheit".

Das Verhütungspflaster und der Vaginalring enthalten ebenso wie die „Pille" östrogen- und gestagenartige künstliche Stoffe. Die obige Erklärung über den Eingriff ins Hormonsystem trifft hier ebenso zu. Die „Minipille", das Verhütungsstäbchen, die Drei-Monatsspritze und die sogenannte Hormonspirale enthalten dagegen „nur" künstliche körperfremde Progestine, mit denen die Progesteronbildung unterdrückt wird. Hier kann es bei gesunder Eierstockfunktion durch die ungebremste Östrogenbildung ebenfalls bald zu einer Östrogendominanz kommen. Somit ist die hormonelle Art der Verhütung immer mit enorm vielen Risiken und Nebenwirkungen verbunden.

Seit einigen Jahren wird verstärkt eine neue „Pille" beworben. Es heißt, dass sie natürliche, biologische Hormone enthält. Das einzig annähernd natürliche Hormon dieser neuen Pille ist ein Östrogen, das bisher schon in der Therapie der Wechseljahrsbeschwerden verwendet wurde und nicht so körperfremd ist wie der Stoff, der das Progesteron ersetzen soll. Er nennt sich „Dienogest" und kommt weder in der Natur noch in unserem Körper vor. Also: Was ist biologisch an der neuen „Pille“?

Solange die Verhütungsmedikamente nicht ausschließlich das natürliche biologische Östrogen und/oder das natürliche biologische Progesteron enthalten – im richtigen Verhältnis zueinander – sind sie für die Gesundheit der Frauen bedenklich und nicht zu empfehlen.

8.1 Thrombosegefahr durch Antibabypillen mit Drospirenon

Besonders bedenklich sind die Marketingstrategien für Pillen der dritten Generation, da sie als Lifestyle Produkte getarnt werden und den jungen Mädchen suggerieren, damit schöner und schlanker zu werden. Die Risiken werden offenbar verschleiert, obwohl sich in Deutschland und auch in einigen anderen Ländern wie den USA, Kanada, Frankreich und der Schweiz immer mehr Widerstand regt.

Die Pillen werden nach den verschiedenen künstlichen Gestagenen, korrekter Progestine genannt, unterschieden. Es sind Stoffe wie Levonorgestrel, Desogestrel und Drospirenon. Früher galt: Je höher der Östradiolanteil, desto höher das Thromboserisiko. Heute sind es die sogenannten Gestagene, die Progestine, die für dieses Risiko verantwortlich sind. Die heute gängigsten Pillenpräparate sind kombinierte Pillen, mit einem Östrogenanteil, meistens Ethinylestradiol, einem körperfremden Östradiol, mit einer stärkeren Wirkung als das körpereigene Östradiol und einem Gestagen, besser Progestin, also einem künstlich veränderten Gelbkörperhormon, wie dem Drospirenon.

Ethinylestradiol ist ein chemisch hergestelltes Östrogen, das dem natürlichen Östrogen Estradiol ähnelt, 4-fach stärker wirkt und im Körper viel langsamer abgebaut wird.

Drospirenon ist ein synthetisch hergestellter Arzneistoff, welcher von *Bayer HealthCare* entwickelt wurde und als wirksamer Bestandteil in „Antibabypillen“ wie beispielsweise der Yasmin enthalten ist.

Es gibt mittlerweile Studien, die belegen, dass sogenannte Antibabypillen, die Drospirenon enthalten, im Vergleich zu älteren Präparaten mit Levonorgestrel, ein deutlich erhöhtes Thromboserisiko haben.

Wenn Progesteron fehlt, wird die Fließeigenschaft des Blutes verschlechtert, es kann schneller „klumpen“, wodurch dann Thrombosen und Embolien entstehen können.

Ein zweiter Grund für die gefährlichen Nebenwirkungen könnte auch sein, dass die Präparate mit Drospirenon durch den Entwässerungseffekt weniger Wasser einlagern, mit dem Ergebnis, dass sich auch hier das Blut eindickt und damit laut britischen Wissenschaftlern ein doppelt so hohes Embolierisiko bzw. Thromboserisiko besteht.

Thrombosen und *Embolien* sind Blutgerinnsel, die wichtige Gefäße in der Lunge und im Gehirn „verstopfen“ und dadurch zu akuter Lebensgefahr führen, oft mit tödlichem Ausgang.

Zusammenfassung:

Generell bergen alle Antibabypillen die Gefahr von Thrombosen, da statt dem körpereigenen Progesteron, ein körperfremdes, hormonell wirksames Medikament enthalten ist, das noch dazu völlig falsch als „Gestagen“ bezeichnet wird. Progesteron verbessert die Fließeigenschaft des Blutes und beugt damit Thrombosen vor. Es verhindert aber auch Gefäßkrämpfe, die ebenfalls zu Herzinfarkten oder „kleinen“, vorübergehenden Schlaganfällen, den sogenannten TIAs (transitorische ischämische Attacken) führen können. Gestagene sollten also korrekterweise nur die Stoffe genannt werden, die vom Progesteron abstammen und im Eierstock hergestellt werden! Wenn körperfremde Stoffe, die hormonelle Wirkung haben, ebenso heißen, wie die in der Natur vorkommenden und auch noch völlig falsch als „Hormone" bezeichnet werden, dann ist die Verwirrung komplett.

Alle Stoffe, die nicht die biochemische Struktur unserer eigenen Hormone haben, sind Medikamente mit Hormonwirkung und sollten auch als solche bezeichnet werden. Alle Medikamente haben Nebenwirkungen, die auch tödlich sein können.

Nebenwirkungen der synthetischen Ovulationshemmer (v. a. „Pille"):

■ Zwischenblutungen und Spannungsgefühl in den Brüsten ■ Gewichtszunahme ■ Appetitsteigerung ■ Wassereinlagerungen ■ Befindlichkeitsstörungen wie Übelkeit, Sehstörungen und Kopfschmerzen, oft ausgelöst durch einen abrupten Östrogenabfall während der Pillenpause ■ höheres Risiko für Zysten, Myome, Thrombosen und Knoten in der Brust ■ höheres Schlaganfall- und Herzinfarktrisiko (besonders bei Raucherinnen) ■ deutlich erhöhtes Krebsrisiko, da die Schutzfunktion des körpereigenen Progesterons fehlt.

Die Ähnlichkeit mit den Beschwerden einer Östrogendominanz ist kein Zufall!

■ Ein Beispiel aus der Praxis: Valerie

Die Pille zu nehmen, habe ich relativ spät angefangen. Ich war 19 und da ich seit meiner Kindheit an Migräne mit Sehstörungen (Aura) leide, war es relativ schwierig, eine für mich passende Pille zu finden. Im Laufe der Jahre musste ich aufgrund von Nebenwirkungen insgesamt fünf verschiedene Pillenpräparate nehmen. Von den einen habe ich auch neben meinen regulären Migräneanfällen Sehstörungen und einen unangenehmen Druck im Kopf bekommen. Von den anderen eine immer wiederkehrende Blasenentzündung, die ich jedes Mal nur durch Antibiotika in den Griff bekommen habe. Meine Frauenärztin behauptete zwar stets, dass das nicht von der Pille kommen könne, in der Packungsbeilage wurde es aber klar als mögliche Nebenwirkung aufgezählt.

Die letzte Pille, bis ich mich nun Anfang dieses Jahres endgültig von dieser Verhütungsmethode verabschiedet habe, war eine Pille, die man 28 Tage durchnimmt, was das Beste für meine Migräne sein sollte. Ich habe sie knapp vier Jahre genommen, zwar ohne Sehstörungen, aber mit regelmäßigen Blasenentzündungen. Mangels Alternativen nahm ich das in Kauf. Jedoch haben sich bei mir unter dieser Pille nach einem Jahr verstärkt Zysten in beiden Brüsten gebildet und es wurden mit der Zeit immer mehr. Aufgrund eines sehr großen Knotens (2,5 cm) musste ich mich dann jedoch sogar regelmäßigen Ultraschalls, einer Mammografie und sogar einer Gewebsuntersuchung unterziehen. Das Ergebnis war zwar stets beruhigend, der Knoten jedoch ist immer noch da.

Im Januar habe ich nun die Pille endgültig abgesetzt. Es machte mir zu große Sorgen, etwas jeden Tag zu mir zu nehmen, das eindeutig nicht gut für mich ist.

Nach acht Jahren ist meine Meinung zur Pille also alles andere als gut. Im Gespräch mit zwei meiner Freundinnen stellte sich das nicht als Einzelmeinung heraus. Beide nahmen die Pille länger als ich, die eine bekam davon eine gefährliche Thrombose, wegen der sie sogar ins Krankenhaus musste, die andere hatte zwar keine schlimmen Nebenwirkungen, seit der Absetzung ist ihr Körper jedoch total aus dem Gleichgewicht – eine Monatsblutung hat sie auch nach fünf Monaten immer noch nicht wieder bekommen.

Doch die Frage ist und bleibt: Was ist denn eine wirkliche Alternative für Teenager und junge Frauen?

Noch ein Bericht zur Pille: Heidi, 26 Jahre

Ich habe mit 14 Jahren angefangen die Pille zu nehmen, wegen extrem starker Schmerzen und hohem Blutverlust bei der Menstruation.

Diese habe ich sieben Jahre genommen und bin dann wegen Gewichtszunahme und Wassereinlagerungen, trotz gesunder Ernährung und Sport, zu einer anderen Pille für ein Jahr gewechselt. Die Gewichtszunahme und Wassereinlagerungen wurden besser, allerdings hatte ich Probleme mit allen Körperflüssigkeiten. Sogar die Augenflüssigkeit war mit der Zeit nicht mehr ausreichend.

Anschließend habe ich für drei Monate die Pille komplett abgesetzt, weil ich keine Hormone mehr zu mir nehmen wollte. Allerdings war das ein Horrortrip. Ich hatte extremen Haarausfall, der kein Ende fand, viele Hautunreinheiten und meine Menstruation war weg. Ich war total aus dem Gleichgewicht und ging zu einer Hormonspezialistin in München, die mir aber wieder chemische Hormone verschrieben hat. Da ich ihrer Meinung nach zu wenig Östrogen hatte, wie ja immer von allen behauptet wird. Aus Angst ohne Haare zu bleiben, habe ich angefangen, den Nuvaring einzuführen. Der noch am niedrigsten von allen sogenannten „Hormonen“ zur Verhütung dosiert war.

Diesen habe ich nach vier Jahren, abgesetzt. Ich möchte keine Fremd-Hormone mehr zu mir nehmen und habe auch in ca. zwei bis drei Jahren einen Kinderwunsch.

Seit zwei Monaten habe ich Ausschlag und sehr unreine Haut im Gesicht, Haarausfall und meine Menstruation ist seit Absetzen des Nuvarings verschwunden.

Ich will aber nicht mehr zu den chemischen Hormonen zurück, da ich nicht ewig davon abhängig sein will.

Erklärung: Was Heidi berichtet, ist leider üblich. Sie hat die Pille „wegen starker Schmerzen und hohem Blutverlust" bei der Menstruation bekommen, mit 14 (!)Jahren. Damals wäre eine Therapie mit Agnus castus, Homöopathie oder auch mit dem bioidentischen Progesteron sinnvoll gewesen, da diese Beschwerden darauf hinwiesen, dass Progesteronmangel bestand!

Die Pille, die sie dann bekam, unterdrückte ihre Eierstockfunktion, sodass sie keine Beschwerden mehr mit der Regel hatte, die sie ja gar nicht mehr bekam, lediglich noch eine kleine Abbruchblutung, wenn sie die Pille absetzte. Wenn sie „trotz gesunder Ernährung und Sport" zunahm, dann spricht das für eine Östrogendominanz, da unbalanciertes Östrogen eben auch zu Wassereinlagerungen und Gewichtszunahme führt. Der Versuch, dies mit einer anderen Pillensorte in den Griff zu bekommen, führte logischerweise zu weiteren Beschwerden, die diesmal auf einen Östriolmangel hindeuten.

Fazit: Wenn statt der bioidentischen Hormone ein minderwertiger Ersatz gegeben wird, kann das Gleichgewicht nicht wieder hergestellt werden, es gerät noch weiter in die Schieflage mit neuen Beschwerden. Mit Hilfe der Medikamente mit Hormonwirkung, wie sie auch in der Pille enthalten sind, Beschwerden zu behandeln, ist vergleichbar damit, wenn im Auto eine Warnlampe aufleuchtet, das Birnchen herauszuschrauben anstatt der Ursache auf den Grund zu gehen, d.h., es wird ein Symptom unterdrückt und führt dann zu anderen Beschwerden.

www.risiko-pille.de

EXKURS
Empfängnisverhütung – sanfte Alternativen*

Es ist bis heute so, dass es kein optimales Empfängnisverhütungsmittel für alle gibt. Es muss zwischen gesundheitlichen Risiken, der Sicherheit und individuell empfundenen anderen Nachteilen abgewogen werden.

Kondom

Das Kondom ist das einzige Empfängnisverhütungsmittel, das gleichzeitig einen sehr guten Empfängnisschutz bietet sowie vor einer Ansteckung mit sexuell übertragbaren Krankheiten wie HIV und Chlamydien schützt und vom Mann benutzt wird.

Dabei gibt es durchaus Alternativen zur Pille, die auch für junge Frauen geeignet und sicher sind:

Symptothermale Methode

Durch tägliches Messen der Körpertemperatur und Beobachten des Schleimes kann die Frau erkennen wann sie einen Eisprung hat. Die Körpertemperatur steigt in der Mitte des Zyklus an, gleichzeitig verändert sich der Zervixschleim, er wird zähflüssig und fadenziehend. Mindestens eine Woche vor jenen Tagen und ein paar Tage danach sollte auf Geschlechtsverkehr verzichtet oder eine Barrieremethode angewandt werden. Diese Methode kann sehr sicher sein, allerdings setzt sie Disziplin und einen regelmäßigen Zyklus voraus.

Eine große Hilfe sind kleine Computer und/oder Apps, die man sich auf das Handy laden kann. Damit kann der Eisprung genau bestimmt werden, was nicht nur zur Empfängnisverhütung wichtig ist, sondern auch anzeigt,

* Dies ist nur ein kurzer Abriss ohne Anspruch auf Vollständigkeit

ob überhaupt ein Eisprung stattfindet. Gerade für Paare, die sich sehnlichst ein Kind wünschen, ist ein fehlender Eisprung oft der Grund für ein Nichtzustandekommen einer Schwangerschaft.
Mehr Infos dazu findet man beispielsweise unter: **www.sympto.ch** oder bei der Firma **www.Ladycomp.de** oder **www.cyclotest.de**

Diaphragma, Femidom, Portiokappe

Hier handelt es sich um verschiedene Barrieremethoden, bei denen verhindert wird, dass Spermien den Muttermund erreichen können. Sie sind in Kombination mit einer spermiziden Creme durchaus als sicher zu bezeichnen.

Sterilisation

Die Sterilisation kann nicht wirklich als Verhütungsmethode angesehen werden, da sie bei der Frau zur irreversiblen Unfruchtbarkeit führt und auch beim Mann nur schwer rückgängig gemacht werden kann. Das Grundprinzip besteht im Durchtrennen der „Transportwege" für Eizelle oder Spermien, das heißt, bei der Frau werden die Eileiter durchtrennt, beim Mann die Samenleiter. Bei Männern ist dieser Eingriff relativ einfach durchzuführen, da die Samenleiter von außen gut erreichbar sind. Bei Frauen hingegen ist die Sterilisation eine Bauchoperation mit häufig vorkommenden Komplikationen und Folgebeschwerden.

Nicht verwechseln darf man diese Eingriffe mit der Kastration, dem Entfernen von Eierstöcken oder Hoden.

Kapitel 9
Wechseljahre der Frau – die Menopause – das Klimakterium

„Frauen im mittleren Alter sollten nicht traurig sein – auch in der Geschichte kommt nach dem Mittelalter die Neuzeit."

VERA TSCHECHOWA

Die Phase der Wechseljahre beginnt in der Regel ab Mitte vierzig. Als Menopause bezeichnet man den Zeitpunkt der letzten Menstruation. Die Hormonproduktion lässt mehr und mehr nach. Zunächst gibt es einen Rückgang des Progesterons und später auch des Östrogens. Zu den bekannten Symptomen gehören unregelmäßige und verstärkte Regelblutungen, verkürzte Zyklen, depressive Verstimmungen und erhöhte Reizbarkeit, Hitzewallungen, Schwindel, Schweißausbrüche, Herzrasen, trockene Scheide, Schlafstörungen, plötzliche Hautalterung, Müdigkeit, Übergewicht, Muskel- und Gelenkbeschwerden, Blasen- und Schilddrüsenfunktionsstörungen sowie Probleme mit der Gallenblase.

Spätestens ab der Menopause, dem Ausbleiben der Regelblutung, wird Frauen suggeriert, dass das Leben ohne synthetische „Hormone" ein schnelleres Altern nach sich zieht, die Osteoporosegefährdung zunimmt und vieles mehr. Die Wahrheit ist, dass immer öfter von einem Zusammenhang zwischen einer künstlichen

Hormonersatztherapie in den Wechseljahren und einem erhöhen Auftreten von Brust-, Eierstock- und Gebärmutterkrebs berichtet wird. Frauen, die in den Wechseljahren künstliche Hormonpräparate nehmen, bekommen laut einer britischen Studie (Oxford University) um 20 Prozent häufiger Eierstockkrebs als andere.

Ein weitverbreitetes Missverständnis ist, dass die Wechseljahre der Frau bedeuten, dass der Körper keine weiblichen Hormone mehr produziert und die Frau ab sofort vor allem einen Östrogenersatz und ständige ärztliche Kontrolle braucht. Tatsächlich wird jedoch nur weniger Östrogen produziert als es für die monatliche Vorbereitung einer Schwangerschaft nötig wäre, die fruchtbaren Jahre gehen zu Ende. Nebennieren, Fettzellen, Fettgewebe und Leber produzieren weiterhin geringe Mengen an Östrogenen. Andererseits fällt der Progesteronspiegel schon in viel früheren Jahren ab, etwa ab Mitte dreißig, und tendiert zu Beginn der Menopause oft schon gegen Null. Da aber im weiblichen Körper die beiden Hormone sich gegenseitig brauchen, da ein Hormon die Rezeptoren für das jeweils andere sensibilisiert, ergibt sich aus dem Fehlen des Progesterons ein Ungleichgewicht, welches sich in vielfältigen Beschwerden zeigt und zur Östrogendominanz führt: Ödeme, Brustdrüsenveränderungen (Mastophathie), Zysten, Myome, Kopfschmerzen, Depressionen… und viele andere Beschwerden. Meist treten diese Beschwerden jedoch nicht alle zusammen auf, und mindestens ein Viertel der Frauen kommt völlig problemlos und fast unbemerkt durch diese Phase. Ein weiteres Viertel hat allerdings über viele Jahre so starke Beschwerden, dass die Lebensqualität enorm eingeschränkt ist.
Da Progesteron der Mit- und Gegenspieler zum Östrogen ist und aus ihm auch Östrogene gebildet werden können, hat sein

Fehlen sehr viele Nachteile. Wie die jahrelange Erfahrung mit der biologischen Hormontherapie zeigt, benötigen die meisten Frauen bei Anwendung von natürlichem Progesteron kein zusätzliches Östrogenpräparat, es sei denn, sie befinden sich in dem Stadium der Umstellung von einer Hormonersatztherapie (mit synthetischen Medikamenten) auf naturidentische Hormone. Hier muss die Überdosis an Östrogen langsam abgebaut werden, da es sonst zu Symptomen wie nach einem Drogenentzug kommen kann.

Sehr schlanke Frauen, deren Körper wenig Fettzellen enthält, brauchen möglicherweise eine kleine Menge an Östradiol zur Unterstützung, da ihr Körper es nicht ausreichend selbst bilden kann. Normal- oder übergewichtige Frauen haben normalerweise genügend Fettzellen zur Eigenproduktion des weiterhin gebrauchten Östradiols. Bei Scheidentrockenheit und Hitzewallungen reicht die zusätzliche Gabe von Östriol aus, dem Schleimhaut-Östrogen ohne Nebenwirkungen.

Statistik der Wechseljahre

25% der Frauen haben kaum oder keine Beschwerden.

25% haben geringe, vorübergehende Beschwerden.

25% haben starke, vorübergehende Beschwerden.

25% leiden unter sehr starken Beschwerden, die jahrelang anhalten oder immer wieder auftreten.

Fazit: 50% der Frauen (und 30% der Männer) leiden unter starken Wechselbeschwerden.

Definitionen der verschiedenen Stadien der Menopause bei Frauen

Prämenopause:

Prämenopause heißt die Zeit vor der eigentlichen Menopause, in der die Hormonproduktion, vor allem die Bildung des Gelbkörperhormons Progesteron immer mehr absinkt. In der Regel beginnt die Prämenopause zwischen dem 35. und 40. Lebensjahr der Frau und dauert im Schnitt fünf Jahre bis zum Eintritt unregelmäßiger Zyklen, in denen immer häufiger die Ovulationen fehlen. Diese Phase kann auch deutlich kürzer sein oder sich über mehr als zehn Jahre erstrecken.

Perimenopause (Klimakterium):

Unter Perimenopause versteht man die Übergansphase zwischen Prämenopause und Postmenopause, und sie beginnt mit dem Auftreten unregelmäßiger Zyklen. Sie dauert zwölf Monate, ab der letzten spontanen Menstruationsblutung gerechnet.

Menopause:

Von Menopause spricht man ab dem Zeitpunkt der letzten spontanen Menstruationsblutung.

Postmenopause:

Postmenopause benennt die Phase ab einem Jahr nach der letzten spontanen Blutung und dauert bis zum sogenannten Senium.

Senium:

Dieser Begriff steht für einen von der medizinischen Wissenschaft definierten Lebensabschnitt, der bei Frauen und Männern früher ab einem Alter von 60 Jahren gerechnet wurde, heute wohl eher erst vielfach ab 70 oder 75 Jahren eintritt.

9.1 Der psychische Aspekt der Wechseljahre

Wir leben in einer Männergesellschaft, niemand wird das ernsthaft bestreiten. Nicht zuletzt in der Wissenschaft und der Medizin ist das immer noch besonders stark zu spüren. So gibt es viele wissenschaftliche Veröffentlichungen verschiedener Fachrichtungen über das Phänomen der Wechseljahre der Frau, denen allen gemeinsam ist, dass sie von Männern stammen oder unter der Federführung von Männern entstanden sind. Da ist dann die Rede von hormonellen Veränderungen, die bewirken, dass die Eierstöcke ihre Funktion aufgeben, keine Schwangerschaft mehr eintreten kann, die monatliche Regelblutung unregelmäßig wird und manches mehr, und dann wird noch vermittelt, dass es völlig unabhängig von den Hormonen all die anderen Probleme gibt, wie Schlafstörungen, Blutdruckveränderungen oder Schwindelgefühle, und die sollen dann rein psychischen Ursprungs sein. Männer haben viele dieser Probleme nicht, sie haben andere. Also werden die unübersichtlich vielfältigen und merkwürdigen Beschwerden, die Frauen im Wechsel haben können, entweder nicht ernst genommen oder kurzerhand der Psyche angelastet.

Soziologen, Psychiater und Psychologen (an dieser Stelle stehen absichtlich die männlichen Formen) suchen die Ursachen der Beschwerden oft in den sich verändernden Lebensbereichen, die für dieses Alter der Frau typisch sind. Dafür gibt es dann Begriffe wie „Leeres-Nest-Syndrom“, womit gemeint ist, dass die Kinder aus dem Haus sind und unterstellt wird, dass diese Tatsache alle Frauen mehr oder weniger in eine Sinnkrise stürzen muss. Haben sie doch jahrelang ihre Daseinsberechtigung einzig und allein aus der Tatsache der Mutterschaft gezogen. Und diejenigen, die gar keine Kinder haben? Ganz einfach, die bedauern das jetzt und trauern heftig über die verpasste Chance. Und alle Frauen gemeinsam haben natürlich mehr oder weniger große Probleme mit den sichtbaren Zeichen des Älterwerdens in unserer Jugendkult-Gesellschaft, wo ältere oder gar alte Menschen generell und alte Frauen ganz besonders wenig Wertschätzung erfahren.

Argumentiert wird oft mit Frauen anderer Kulturkreise, die diese Beschwerden angeblich nicht haben. So ist die Ernährung zum Beispiel in den lateinamerikanischen oder den asiatischen Ländern ganz anders als hier in Mitteleuropa, mit viel weniger Fleisch, mehr Reis, Fisch, grünem Blattgemüse, fermentiertem Soja oder der Yamswurzel, die Diosgenin enthält, eine pflanzliche Vorstufe unseres Progesterons. Doch auch die Wertschätzung der alternden und erfahrenen Menschen ist eine andere in diesen Kulturen.

Viele Frauen hierzulande sind völlig zufrieden mit ihrem Leben und schauen stolz und selbstbewusst auf das Erreichte, dennoch leiden sie unter Beschwerden in ihrer Zeit des Wechsels. Sicher ist diese Krise in der Lebensmitte auch eine psychische, ich muss mich als Frau und älter werdender Mensch neu definieren und durch die körperlichen, oft genug unangenehmen Veränderungen wird offensichtlich, dass dieses Leben endlich und nicht mehr alles möglich ist.

Und doch erklärt auch dieses nicht oder nur zu einem kleinen Teil die Beschwerden der Wechseljahre. Das Ganze ist sicher auch hier mehr als die Summe seiner Teile, doch das zugrunde liegende Problem ist erst einmal schlicht und einfach ein hormonelles Ungleichgewicht bis hin zum ausgeprägten Hormonmangel, der behoben werden kann.

Praxisbeispiel

Angela, 67 Jahre

Ich verwende seit mehreren Jahren Progesteroncreme und fühle mich heute gesünder, vitaler und ausgeglichener als noch vor zehn Jahren. Damals wurde mir aufgrund eines Myoms die komplette Gebärmutter entfernt. Ich wurde nur mit Östrogenen behandelt und hatte im Laufe der Jahre zunehmend mit Gewichtszunahme, depressiven Verstimmungen und erhöhtem Blutdruck zu kämpfen.

Seit einigen Jahren bin ich nun bei Frau Dr. Scheuernstuhl in Behandlung. Bei einem Speicheltest wurde eine Östrogendominanz festgestellt. Seit ich die Progesteroncreme verwende, haben sich meine Beschwerden immer mehr reduziert, heute geht es mir richtig gut.

Kapitel 10
Auch Männer kommen in die Jahre – das Klimakterium virile – die Andropause

*„Von Wechseljahren weiß der Kenner, dass sie gefährlich auch für Männer"**

EUGEN ROTH

Während der Lebensabschnitt der Wechseljahre bei Frauen seit Langem untersucht und bei Beschwerden auch behandelt wird, ist die Erkenntnis, dass auch Männer in den Wechsel kommen, die sogenannte Andropause, noch sehr jung.

Auch die Stoffwechselprozesse in der Prostata hängen weitgehend von Hormonen ab, besonders von Östradiol, Progesteron und Testosteron. Diese werden beim Mann hauptsächlich von den Hoden produziert und durch die Hormone von Hypothalamus und der Hirnanhangdrüse im Gehirn gesteuert, vor allem von LH und FSH – ähnlich wie die Hormonproduktion in den Eierstöcken der Frau.

Wenn Männer altern, fällt auch bei ihnen langsam der Hormonspiegel und es entstehen Symptome wie Depressionen, das Gefühl der Sinnlosigkeit, Leistungsabfall, Blutdruckschwankungen, Ver-

* ganzes Gedicht im Anhang/Kap.23

gesslichkeit, Schlafstörungen, Müdigkeit, Gereiztheit, verminderte Libido, Erektionsstörungen, Gewichtszunahme und die Unfähigkeit, Muskeln aufzubauen. Erektionsfördernde Mittel können bei einigen Symptomen die Illusion vermitteln, alles sei in Ordnung. Doch eine Hormonbalance wiederzuerlangen, ist bei all den genannten Symptomen sicher die gesündere und bessere Alternative.

Die Grundsätze jeglicher Behandlung gelten selbstverständlich auch für Männer

1. Nur behandeln, wenn Beschwerden bestehen
2. Nach einem vorangegangenen (Speichel-)Test der Hormonlage
3. Mit biologischen / bioidentischen Hormonen
4. So lange wie nötig und sinnvoll

Ein Speicheltest ist auch für den Mann der erste Schritt, um festzustellen, ob ein Hormonmangel vorliegt. Behandelt werden kann dann je nach Hormonlage mit bioidentischem Progesteron, DHEA, Östrogen und Testosteron.

Neben Progesteron ist natürlich Testosteron das wichtigste Hormon für den Mann. Testosteron ist wichtig für die gesamte Muskulatur, insbesondere der Herzmuskulatur, die auch über besonders viele Testosteronrezeptoren verfügt. Wie durch Progesteron, kann auch durch Testosteron Osteoporose verhindert, ja sogar rückgängig gemacht werden. Die Lebensfreude und die Libido hängen stark mit einem gesunden Testosteronspiegel zusammen. Meist ist es aber ausreichend und sinnvoller DHEA statt Testosteron zu geben. Denn Testosteron stellt eine Endstufe im Hormonstoffwechsel dar, wohingegen DHEA viele eigene wichtige Funktionen im Körper hat und unter anderem zu Testosteron umgewandelt wird.

Mit zunehmendem Alter beobachten manche Männer bei sich die Entwicklung eines Brustansatzes. Dies ist ein deutlich sichtbares Zeichen für einen sinkenden Testosteron- und Progesteronwert.

Das Östradiol dagegen steigt an und die Östrogendominanz ist da. Für Übergewichtige trifft dies in besonderem Maße zu, denn Fettzellen verwandeln Testosteron in Östrogene. Und diese fördern nicht nur einen unnatürlichen Bauch- und Brustansatz, vor allem fördern sie eine Vergrößerung der Prostata. Keinesfalls ist es hier nur das nachlassende Testosteron, welches das Hauptproblem darstellt. Der Stoffwechsel der Prostata hängt weitgehend von Hormonen ab, und zwar von Östradiol, Progesteron und Testosteron. Gutartige Vergrößerungen der Prostata sind bei Männern ab dem fünfzigsten Lebensjahr ein häufiges Problem. Sind die Hormone im Gleichgewicht, werden Prostataprobleme verhindert oder bilden sich zurück.

Noch einmal zur Erinnerung

Progesteron ist ein geschlechtsneutrales, kein „weibliches" Hormon. Es kommt bei beiden Geschlechtern vor, wenn auch in unterschiedlichen Mengen. Männer produzieren dieses Hormon ihr gesamtes Leben lang in den Nebennieren und in den Hoden. Natürliches und bioidentisches Progesteron wirkt sich nicht verweiblichend auf den männlichen Körper aus.

Progesteron verhindert als natürlicher Alpha-Reduktase-Hemmer die Umwandlung von Testosteron in das stärker wirkende Dehydrotestosteron (DHT), welches auch für Zellwachstum, bis hin zu Krebs verantwortlich gemacht wird.

Hilfreich ist auch die Einnahme von Sägepalmextrakt, der Verzicht auf Kuhmilchprodukte und eine Ernährung, die reich an Gemüse und Obst ist und wenig Kohlenhydrate enthält.

Impotenz kann durch ein Hormonungleichgewicht ausgelöst werden, aber auch eine Nebenwirkung von Medikamenten gegen hohen Blutdruck – allen voran den Betablockern – sein.

Die Erkenntnis, dass auch bei Männern die Substitution mit bioidentischem Progesteron und Östrogenen hilfreich sein kann, verdanken wir außer dem amerikanischen Arzt Dr. John R. Lee vor allem dem norddeutschen Gynäkologen Dr. Volker Rimkus. Er behandelte sich selbst und andere Männer bei Wechselbeschwerden mit naturidentischen Hormonen. Die Erfolge gaben und geben ihm recht. Vielen Männern wurde so ihr Lebensmut und ihre Leistungsfähigkeit zurückgegeben.

Praxisbeispiel 1

Roland, 55 Jahre, Selbständiger Psychotherapeut
Keine Lust mehr, erektile Dysfunktion, Durchschlafstörung und melancholisch bis depressionsähnliche Stimmungsschwankungen, das waren die Symptome, die ich spürte.

All dies war erschreckend und zugleich rätselhaft für mich, passte nicht zu mir, auch nicht als Mitte fünfzigjähriger Mann, der selbst psychotherapeutisch mit Patienten jeden Tag zu tun hat.

Meine Hormonwerte, die mir dann nach dem ersten Speicheltest mitgeteilt worden sind, waren mehr als ernüchternd. „Sie haben die Hormonwerte eines über Achtzigjährigen" war der erste direkte Kommentar meiner Ärztin. Dass sich dies alles ändern würde, war zwar wünschenswert, aber noch nicht ganz zu glauben.

Trotzdem waren die Veränderungen recht bald nach der Einnahme der Hormonpräparate zu spüren. Die ersten Symptome, die sich wieder verabschiedet haben, waren die traurigen Stimmungen. Eine wichtige Grundlage für alles Weitere.

Sexualität fing wieder an sich zu zeigen und wollte gelebt werden. Zunächst erstaunlich war dann, dass sich ganz neue Lebensfragen aufgetan haben. Fragen, Stimmungen und Perspektiven haben sich in meinen Alltag eingebracht und wollten beantwortet werden.

Nach ca. fünf Jahren Hormontherapie kann ich sagen, dass die Hormonkrise mein Leben nicht nur in Frage gestellt hat, sondern dass mit den gefundenen Antworten daraus ein vollkommen neuer und glücklicher Lebensabschnitt geworden ist.

Aus heutiger Sicht würde ich für meine Person sagen, dass es nicht nur eine Hormonkrise war: Es war eine Lebenskrise, bei der mir die Hormontherapie die Kraft und das Gleichgewicht gegeben hat, um die weiteren Fragen dieser Krise angehen und beantworten zu können.

Das ist mir gelungen, wunderbar.

Praxisbeispiel 2

Jörg, ein selbstständiger Architekt von 66 Jahren, vielseitig belastet durch beruflichen und privaten Stress, kam wegen Schlafstörungen, depressiven Verstimmungen und Leistungsverlust in meine Praxis. Der Speicheltest zeigte niedrige Spiegel für Testosteron, DHEA, Östradiol und Progesteron. Die Therapie bestand aus der Gabe von Kapseln mit natürlichem Östradiol und Progesteron und nach drei Monaten zusätzlich DHEA. Nach sechs Monaten waren der Schlaf und die Psyche wieder in Ordnung. Jörg fühlte sich wieder leistungsfähig, belastbar und viel gelassener.

Progesteron beim Mann

lindert die Beschwerden der Andropause.

- lindert Probleme beim Wasserlassen (Miktionsprobleme).
- wirkt psychisch ausgleichend und stabilisierend, als natürliches Antidepressivum.
- normalisiert die Blutgerinnung.
- reduziert die Risiken für Schlaganfall und Embolien.
- verbessert eine Schilddrüsenunterfunktion, da es die Hormonverwertung verbessert.
- hilft Fett in Energie umzuwandeln.
- wirkt ausschwemmend und reguliert so Ödeme und hohen Blutdruck.
- wirkt stärkend auf die Gefäßwände und verbessert Venenbeschwerden.
- schützt vor Krebs (auch Prostatakrebs).
- schützt vor Herzerkrankungen.
- verbessert Konzentration und Gedächtnisleistung.
- verbessert den Schlaf.
- verbessert die Erektionsfähigkeit.
- wirkt knochenaufbauend und bessert so Osteopenie und Osteoporose.
- hat keine unerwünschten Nebenwirkungen und keine Kontraindikationen.

Kapitel 11
Hormonbehandlung bei Kindern

„Kinder sind Boten, die wir in die Zukunft schicken – Wie lautet die Nachricht?“

ELMAR SCHENKEL

Neurodermitis, Bronchitis, Asthma, „Wachstumsschmerzen“, Gliederschmerzen, Haarausfall, Konzentrationsstörungen, Leistungsschwäche, Schlafstörungen und vieles mehr können auch bei Kindern erfolgreich mit homöopathischen Hormonen behandelt werden. Wichtig ist auch die Bestimmung des Vitamin D Speichers. Seit den 80er Jahren raten Hautärzte den Eltern, die Kinder nicht dem Sonnenlicht auszusetzen, Ganzkörperkleidung und Sonnencremes mit hohem Lichtschutzfaktor zu verwenden, mit dem Ergebnis, dass heute auch schon Kinder ein teilweise heftiges Defizit an lebenswichtigem Vitamin D haben. Es kann als Tropfen oder (Lutsch-)Tabletten gegeben werden. Wobei auch Kinder eine Mindestgabe von 2000IE pro Tag benötigen. Je nach Defizit können auch wesentlich höhere Gaben notwendig sein.

Ausser der Substitution von fehlenden Vitamin D, sind es auch die sogenannten Vitalstoffe, auch Orthomolekulare Stoffe genannt, die wesentlich zur Gesundheit und zur Funktion des Stoffwechsels beitragen.

Vitalstoffe wie Vitamine, Mineralien, Aminosäuren, Fettsäuren und andere können auch in Form von speziellen Säften gegeben werden. Wichtig sind möglichst reine Zubereitungen, die frei von Zusatzstoffen sind.

Fehlende Hormone als homöopathische Globuli, meist in der D4 gegeben, sind für die Therapie bei Kindern ebenfalls sehr geeignet. So kann das Progesteron D4 zu besserer Konzentration führen, mehr Gelassenheit und allgemein zu einem verbesserten Stoffwechsel.

Im Anhang ein Bericht eines 11-jährigen Jungen, den er auf meine Bitte hin nach nur drei Monaten der Behandlung schrieb.

Bericht Aaron

Als ich zu Frau Dr. Scheuernstuhl kam, ging es mir sehr schlecht. Ich hatte andauernde Übelkeit, starke Neurodermitis und ständig Asthma. Da ich sehr gerne und oft Fußball spiele, hat mich das sehr beeinträchtigt und gestört. Ich habe mich sehr schlecht gefühlt. Wir hatten schon sehr vieles ausprobiert und nichts hat geholfen. Ich war kurz davor, die Hoffnung aufzugeben, dass ich ganz gesund werden könnte. Am meisten gehasst habe ich die Übelkeit, sie war einfach nur störend und schrecklich. Nach meinem ersten Besuch in der Praxis begannen die Mittel sehr schnell zu wirken und ich war sehr erleichtert darüber, dass meine Krankheiten so schnell verschwunden sind. Nach drei Wochen war alles weg und mir geht es jetzt, ein halbes Jahr später, besser, denn je. Ich bin sehr dankbar dafür.

Therapie: Aaron bekam Vitamin D als Tropfen, homöopathische Hormone und Vitalstoffe, wie Vitamine und Mineralien.

Kapitel 12
Testosteron

„Alles, was Spaß macht, hält jung."

CURD JÜRGENS

Androgene heißt die Gruppe der männlichen Hormone, dessen wichtigste Vertreter das DHEA und das Testosteron sind. Testosteron ist beim Mann zuständig für die Ausbildung des männlichen Körpers und seiner Geschlechtsorgane. Bei beiden Geschlechtern ist Testosteron für Muskelaufbau, Muskelkraft, Energie, Durchhaltevermögen, Leistungsfähigkeit, Kondition und Libido zuständig. Testosteron fördert die Fettverbrennung und die Bildung von gefäßschützendem HDL-Cholesterin, verbessert die Gehirnfunktion, verstärkt die Körperbehaarung, fördert das Wachstum, die Bildung von Aminosäuren (Bausteine für Eiweiße) und die Bildung roter Blutkörperchen, verstärkt aggressives Verhalten, fördert das sexuelle Verlangen, ist wichtig für das Wachstum und die Erektionsfähigkeit des männlichen Gliedes und die Spermienreifung, es bremst Bluthochdruck, stärkt das Immunsystem, bessert die Blutzuckerregulierung und fördert die Lebensfreude.

Forschung mit Testosteron

Der Chirurg Dr. Charles Huggins bekam den Nobelpreis für seine Prostatastudien mit Testosteron genau zu dem Zeitpunkt, als er seine Thesen bezüglich einer falschen Krebstherapie zurücknehmen und zugeben musste, **dass Testosteron in seiner natürlichen Form keinen Prostatakrebs verursacht.** Nichtsdestotrotz hält sich dieses Missverständnis nun schon über 40 Jahre hartnäckig.

Testosteron-Mangel

Bei beiden Geschlechtern: verminderte Libido, nachlassende Muskelkraft, Mangel an Selbstbewusstsein, Angstzustände, Depressionen, Energieverlust, schwache körperliche Kondition, Unfähigkeit, Treppen zu steigen durch schnell auftretende Kurzatmigkeit, allgemeine Energielosigkeit
Bei Männern: gestörte Erektionsfähigkeit, Prostataprobleme

Testosteron-Überschuss

verstärkte Aggressionen, aggressives Verhalten, starke Muskelkraft, verstärkter Bartwuchs, während der Pubertät Akne

Praxisbeispiel

Erwin, 53 Jahre, Ingenieur
Bevor ich in die Praxis zur Behandlung kam, hatte ich viele Beschwerden. Ich war chronisch müde, hatte Konzentrationsschwierigkeiten und eine geringe innere Energie.

Heute, nach ca. zweijähriger Behandlung, geht es mir deutlich besser, mein Gesundheitszustand hat sich erheblich verbessert.

Therapie mit Vitalstoffen, Vitamin D und bioidentischen Hormonen, teilweise in der homöopathischen Form.

Kapitel 13
DHEA

„Das Alter hat keinerlei Bedeutung.
Man kann mit zwanzig hinreißend sein, mit vierzig charmant und den Rest seiner Tage unwiderstehlich."

COCO CHANEL

De-hydro-epi-androsteron ist eine körpereigene Substanz, die hauptsächlich in der Nebennierenrinde gebildet wird. Es ist ein wichtiges Vorläuferhormon, denn unser Körper kann daraus sowohl männliche (Androgene) als auch weibliche Hormone (Östrogene) bilden. Progesteron kann jedoch nicht aus DHEA gebildet werden (siehe Abb. Seite 31). DHEA ist das mengenmäßig größte der Steroidhormone.

DHEA hat eine regulierende Wirkung auf viele Bereiche unseres Stoffwechsels. So wird der Blutzuckerspiegel, der Blutdruck, das Herz-Kreislauf-System und natürlich der Hormonhaushalt von DHEA beeinflusst. Ebenso verbessert es die Immunabwehr und die Stresstoleranz, kontrolliert das Körpergewicht und steigert Libido und Potenz. Unverzichtbar ist DHEA für unsere Energie, die Stabilität unserer Knochen, unsere Muskelkraft, Kondition, unsere Körperformen, die Fettverbrennung und für unser Gedächtnis. DHEA kann auch in geringen Mengen im Gehirn gebildet werden und dort im „Nachrichtennetz" der Nerven als Bote (Neurotransmitter) fungieren. Es kann zu einem größeren

Wohlbefinden führen, gegen Depressionen helfen, den Schlaf verbessern, die Stimmung und nicht zuletzt die Energie und Leistungskraft heben. DHEA ist ein starkes Antioxidants und der Gegenspieler des Stresshormons Cortisol.

Die natürliche Neubildung an DHEA beträgt bei Männern täglich ein bis zwei Milligramm, andere Schätzungen gehen von 25 Milligramm pro Tag aus. Diese entstehen ausschließlich in den Nebennieren. 90 Prozent werden in der Leber abgebaut und über die Niere ausgeschieden. Frauen produzieren etwa 20 Prozent weniger DHEA als Männer. Außerdem findet bei ihnen die Produktion nur zu 70 Prozent in den Nebennieren statt. 30 Prozent kommen bei Frauen aus den Eierstöcken.

Bei Männern und Frauen kann fehlendes DHEA zu einem sehr niedrigen Testosteronspiegel führen, die Lust auf die Lust sinkt, und bei Männern steigt das Risiko für Prostatakrebs.

Mit zunehmendem Alter sinkt die DHEA-Produktion bei beiden Geschlechtern kontinuierlich ab. Im Alter von 40 Jahren zum Beispiel hat sich der DHEA-Spiegel meist im Vergleich zu 20-jährigen schon halbiert, um dann bei etwa 60-jährigen nur noch zehn bis 20 Prozent der ehemals produzierten Menge auszumachen. Ist DHEA also ein „Jungbrunnenhormon“? Bedeutet ein massiver Abfall des DHEA nun schnelleres Altern? Tatsächlich ist bekannt, dass Menschen mit hohen DHEA-Werten länger leben.

Auch Dauerstress sorgt langfristig für niedrige DHEA-Werte. DHEA ist in unserem Körper auch ein wichtiger Gegenspieler für das Stresshormon Cortisol. Wird aufgrund von Dauerstress ständig zu viel DHEA verbraucht, erschöpft sich auf lange Sicht die Tätigkeit der Nebennieren bis hin zu einem völligen Fehlen von DHEA. Dies führt zu Müdigkeit, schneller Erschöpfung, einem anfälligeren Immunsystem und vielen anderen Beschwerden. (siehe „Burnout“, Kapitel 14.2).

Im deutschsprachigen Raum ist DHEA verschreibungspflichtig, und das ist auch gerechtfertigt, denn es kann – falsch angewendet – durchaus auch negative Wirkungen haben, vor allem bei

DHEA stellt nicht nur den Baustein für die genannten Hormone dar sondern hat auch ganz spezifische eigene Wirkungen: Es dockt an spezifischen Rezeptoren der Gefäßwand an und setzt dort Stickoxid (NO) frei, das für die Gefäße wichtigste Molekül zur Gefäßerweiterung und Durchblutungssteigerung.

Somit besitzt DHEA eine gefäßschützende Funktion. Zusätzlich scheint DHEA ähnlich wie Testosteron positive Eigenschaften auf die Verhinderung eines Diabetes mellitus bzw. eines metabolischen Syndroms zu besitzen und auch günstig unsere Gehirnzellen zu beeinflussen. In Stresssituationen wird DHEA vermehrt freigesetzt und scheint hier auch schützende Funktionen auszuüben.

DHEA

wirkt auf:

- Herz-Kreislauf-Erkrankungen
- hoher Cholesterinspiegel
- Autoimmunerkrankungen (Lupus erythematodes, Polyarthritis, Colitis ulcerosa)
- Immunschwäche
- Diabetes
- Fettsucht
- schlaffes Bindegewebe
- Kopfschmerzen
- Gedächtnisstörungen
- chronische Müdigkeit
- Angstzustände
- Morbus Alzheimer
- Multiple Sklerose (verbessertes Wohlbefinden und bessere Problembewältigung)
- Krebs (besonders Prostata- und Brustkrebs)
- Osteoporose
- Beschwerden der Menopause (Hitzewallungen und Schweißausbrüche)
- Libidomangel

Frauen, da es eine Vorstufe der männlichen Hormone ist. Wenn DHEA verordnet wird, handelt es sich immer um bioidentisches DHEA, das also in seiner Struktur dem DHEA in unserem Körper genau entspricht, synthetisches DHEA gibt es nicht. Über in den USA frei verkäufliche Präparate wird immer wieder berichtet, dass sie nicht zuverlässig das enthalten, was auf der Produktbeschreibung angegeben wird.

Kapitel 14
Stress und Hormone

„Vom Leiden einmal abgesehen, sind Krankheiten als Wegweiser durchaus gesund."

Oliver Hassencamp

Stress ist alles, was subjektiv als beeinträchtigend und belastend empfunden wird. Ausgelöst wird Stress einerseits durch äußere Einflüsse wie Lärm, zu viel, zu schwere Arbeit oder Arbeitslosigkeit, Leistungssport, der den Körper überfordert, und andere Umwelteinflüsse. Andererseits lösen auch innere Belastungssituationen Stress aus, wie Mobbing am Arbeitsplatz, Beziehungsprobleme, Verlust des Partners oder eines nahen Angehörigen und Ängste. Es können aber auch vermeintlich positive Erlebnisse Stress bedeuten: Eine Hochzeit, die Geburt eines Kindes und die damit verbundenen Veränderungen im täglichen Leben, ein Umzug und eine allzu große Arbeitsbegeisterung ohne einen entsprechenden Ausgleich („Workaholics") punkten sehr hoch auf der Stress-Skala. Die Ergebnisse der Forschungen des relativ jungen Wissenschaftszweiges Psychoneuroimmunologie zeigen, dass das Nervensystem, das Hormonsystem und das Immunsystem eng miteinander verbunden sind.

14.1 Welche Rolle spielt Cortisol?

Cortisol ist unser wichtigstes Stresshormon. Als Stresshormone werden biochemische Botenstoffe bezeichnet, die Anpassungsreaktionen des Körpers bei besonderen Belastungen bewirken. Die eigentliche Funktion der Stresshormone ist das Freisetzen der Energiereserven des Körpers als Vorbereitung auf eine bevorstehende Flucht oder einen Kampf – beides sind unmittelbare Reaktionen auf eine Stress-Situation.

Cortisol ist für unser Überleben in Stress-Situationen unersetzlich, denn ohne dieses Hormon könnten wir nicht die kleinste Gefahrensituation bewältigen. Durch Cortisol (und andere Stresshormone) erhöhen sich der Blutzucker, die Blutfette, der Blutdruck, das Herz schlägt schneller, die Muskulatur wird besser durchblutet, die Atmung wird schneller – alles, damit wir besser flüchten oder mit der Bedrohung kämpfen können, wie es früher einmal sinnvoll war. Gleichzeitig werden andere Körperprozesse, die in dieser Situation gerade weniger wichtig sind, heruntergefahren: die Verdauung, die sexuelle Lust, das Immunsystem oder das logische Denken.

Auch Adrenalin ist ein sehr bekanntes Stresshormon. Es gehört zusammen mit Noradrenalin und Dopamin zu den Katecholaminen, einer anderen Hormonklasse als die Steroidhormone. Adrenalin führt im Körper zu ähnlichen Reaktionen wie Cortisol, um „Kampf oder Flucht“ zu ermöglichen. Allerdings liegt es nach einem Stressfaktor in Sekundenschnelle vor und wird vom Körper danach auch sehr schnell wieder abgebaut. Anders das Cortisol, das erst nach einigen Minuten ausgeschüttet wird und länger im Blut nachweisbar bleibt. Da Cortisol die Adrenalinbildung fördert, liegen bei Stress immer beide Hormone vor.

Heute können wir leider unseren modernen Stress-Situationen meist nicht davonlaufen, und Kämpfen ist auch keine angemessene Reaktion. So bleiben wir mit unserem hohen Energieangebot, unserem stark pochenden Herzen und unseren heruntergeregelten Körperfunktionen zurück – und werden darüber nicht selten krank. Unerwünschte Nebenwirkungen eines zu lange erhöhten Cortisolspiegels sind uns bestens bekannt: Verdauungsstörungen, Bluthochdruck, starke Gewichtszunahme und Immunschwäche, Diabetes, Osteoporose.

Doch damit nicht genug, durch Dauerstress wird ständig zu viel Cortisol gebildet. Folge davon ist eine Erschöpfung der Nebennierenrinde, und so kommt es zu einem Absinken der Vorläuferhormone Progesteron und DHEA. DHEA als wichtiger Cortisol-Gegenspieler ist für unsere Stresstoleranz nötig. Damit verschwinden alle positiven Wirkungen dieser beiden Hormone, und die dadurch gebildeten Androgene und Östrogene fallen ebenfalls weg. Kein Wunder, dass uns bei Stress auch die Lust auf die Lust und manches andere mehr vergeht.

Dauerhaft erhöhte Cortisol-Werte können neben Dauerstress auch durch Alkoholismus, Depressionen, Fettleibigkeit und durch schwere oder chronische Entzündungen ausgelöst werden. Selbstverständlich muss die Therapie bei den Auslösern ansetzen. Zu niedrige Cortisol-Werte weisen dagegen auf eine Funktionsuntüchtigkeit der Nebennierenrinde hin. Natürliches Cortisol (auch Hydrocortison genannt) kann hier in vielen Fällen vorübergehend notwendig und sehr hilfreich sein. Eine sanfte Therapiemöglichkeit bei Unterfunktion der Nebennierenrinde ist durch Mittel aus der Phytotherapie und der Homöopathie möglich.

Niedrige Cortisolwerte während einer Schwangerschaft sind allerdings ganz normal und müssen nicht therapiert werden.

14.2 Burnout oder die Nebennierenschwäche oder das Erschöpfungssyndrom

Meist beginnt es mit „Nicht-mehr-abschalten-können“, Gedankenketten, Schlafstörungen. Einschlafen, Durchschlafen und die Dauer des Schlafes sind gestört und der Schlaf selbst ist nicht mehr erholsam. Aber auch Herzbeschwerden, Schwindel, Kreislaufstörungen, plötzliche Angstzustände, aggressive und depressive Verstimmungen, Blutdruckschwankungen, ständige Ohrgeräusche (Tinnitus) oder ein Hörsturz können Symptome eines beginnenden Burnouts sein.

Mit Burnout-Syndrom (englisch (to) burn out: „ausbrennen“) bzw. Ausgebranntsein wird ein Zustand ausgesprochener emotionaler Erschöpfung mit reduzierter Leistungsfähigkeit bezeichnet. Ein „Syndrom“ meint ein ganzes Bündel von Beschwerden, also viele verschiedene „Symptome“.

Von einem Burnout-Syndrom spricht man also, wenn es nach einer langanhaltenden Belastung physischer (körperlicher) oder psychischer (seelischer) Art zu einem Zusammenbruch kommt. Voraussetzung ist meist eine längere Zeit von Dauerstress, wie er durch körperliche und seelische chronische Überforderung auftreten kann. Das kann ein langanhaltendes Mobbing im Beruf sein oder aber auch die monatelanger bis jahrelange Pflege alter kranker Eltern und selbstverständlich auch eine Doppelbelastung durch Beruf/Haushalt/Kinder, wie er für viele Frauen Alltag ist. Aber auch eine Reihe von lebensverändernden Schicksalsschlägen kann zu einem Erschöpfungs-Syndrom führen.

Obwohl das Burnout-Syndrom eine ernstzunehmende Erkrankung ist, werden die körperlichen Folgen, nämlich eine Ermüdung oder Erschöpfung (medizinisch: Insuffizienz) der Nebennieren, von den meisten Ärzten nicht als solche erkannt.

Die Schulmedizin (er)kennt nur zwei lebensgefährliche Erkrankungen der Nebennieren, den sogenannten Morbus Addison und den Morbus Cushing, die beide sehr selten sind.

Die Nebennieren sind meist unbekannt, obwohl sie lebenswichtige Aufgaben erfüllen und viele Hormone produzieren. Sie kontrollieren den gesamten Stoffwechsel, beeinflussen die Bildung des Blutzuckers, bauen Fett ab, wirken entzündungshemmend und regulieren den Blutdruck. Unter anderem sind diese Stoffe der Nebennieren auch für die Spermienproduktion, das sexuelle Verlangen und die Potenz mitverantwortlich.

Jeder Mensch hat zwei Nebennieren, die mit der Niere selbst nichts zu tun haben. Sie sind lediglich an ihrem oberen Pol als kleine, wenige Zentimeter große Drüsen zu finden.

Wenn wir Stress haben, schütten die Nebennieren Adrenalin und Noradrenalin aus, die Fluchthormone, und das Stresshormon Cortisol. Sinnvollerweise sollten wir jetzt davonlaufen oder aber kämpfen. So war es in grauer Vorzeit, als die Reaktion unseres Körpers auf Stress entstand.

In der heutigen Zeit ist es im Allgemeinen nicht möglich, dem Stress oder gar der Ursache des Stresses davon zu laufen und auch zu kämpfen macht meist wenig Sinn. Also kommt es früher oder später zu körperlichen Beschwerden und nach einiger Zeit zu einer Erschöpfung der Nebennieren, die zuerst mit erhöhter Produktion der Stresshormone Adrenalin und Cortisol den Anforderungen versuchen gerecht zu werden und irgendwann erschöpft sind.

In der ersten Phase kann es zu einer Überproduktion der Stresshormone kommen, vor allem von Cortisol, was zu plötzlichen Bluthochdruckattacken mit Kopfschmerzen, zu Schwindel, Herzrasen und zu Herzrhythmusstörungen führen kann.

Nach einiger Zeit der Überproduktion folgt die beginnende Erschöpfung der Nebennieren mit erniedrigter Produktion. Menschen mit zu wenig Cortisol und beginnender Erschöpfung der Nebennieren leiden häufig unter Schwindel, Ohrensausen, Kopf- und Herzschmerzen, nachlassender Leistungsfähigkeit und zunehmender Energielosigkeit.

Leider erkennt die konventionelle Medizin nur den Morbus Addison mit einer Unterfunktion der Nebennieren, ungeachtet der Tatsache, dass die Nebennierenschwäche ein gänzlich für sich stehender Zustand ist. Daher seien Sie nicht überrascht, wenn Ihr Arzt mit diesen Verhältnissen nicht vertraut ist.

Kapitel 15
Warum weiß meine Ärztin/mein Arzt so wenig über dieses Thema?

„Die Ärzte glauben, ihrem Patienten sehr viel genützt zu haben, wenn sie seiner Krankheit einen Namen geben.“

IMMANUEL KANT

Ärztinnen und Ärzte erfahren während ihrer Ausbildung durchaus, was im Körper an Stoffen vorliegt und wie die Regulationskreise richtig funktionieren. Wenn es jedoch um therapeutische Maßnahmen geht, dann wird fast ausschließlich von pharmakologischen, körperfremden, eben synthetischen Stoffen gesprochen. Auch in anschließenden Weiterbildungen für Mediziner/innen ist der Bereich der Naturheilkunde immer noch ein Randgebiet und eine ganzheitliche Betrachtung des Menschen die Ausnahme. Ärzte und Ärztinnen lernen in der Regel immer nur das, was gerade herrschende Meinung der etablierten, sogenannten Schulmedizin ist. Wenn sie sich nicht selbst um andere Meinungen und Erkenntnisse bemühen, ändert sich daran auch nichts, sie folgen dem aktuellen „Mainstream“, der überwiegend von den Interessen der Pharmaindustrie beeinflusst wird. Denn die Gelder für Forschung und Lehre kommen zu einem großen Teil aus diesem Industriezweig und daraus ergibt sich meist, dass nur das unterstützt und publiziert wird, was deren Geschäftsinteressen nützt. So kommt es, dass Ärzte und Ärztinnen sich im guten Glauben auf diese zurechtgestutzten und manipulierten „wissenschaftlichen“ Erkenntnisse stützen und entsprechend therapieren, in der vollen Überzeugung, dass sie für ihre Patient/innen das Beste tun.

Wenn Ihre Ärztin oder Ihr Arzt von einer Behandlung mit natürlichen Hormonen nichts wissen oder nichts wissen wollen, dann geben Sie nicht gleich auf. Erzählen Sie ihr/ihm vielleicht ein wenig davon, was Sie über die segensreichen Wirkungen und Erfolge der natürlichen Hormone und insbesondere des Progesterons gelesen haben. Verweisen Sie zum Beispiel auf dieses Buch und geben Sie ihr/ihm Zeit, sich weiter zu informieren. Sollte sie/er völlig ablehnend und desinteressiert reagieren, dann suchen Sie sich einfach eine/n andere/n Ärztin/Arzt. Eine kleine Hilfe können vielleicht Homepages von Ärzt/innen sein, die dort vorstellen, welche Therapieformen sie nutzen. Auch entsprechende Listen von Praxen, in denen mit natürlichen Hormonen therapiert wird, können Sie im Internet finden. So haben wir Autorinnen auf unseren Homepages zum Beispiel Listen eingestellt, die Ihnen helfen können, die gewünschte Behandlung vielleicht auch in Ihrer Nähe zu finden.

Praxisbeispiel

Cosima, eine selbstständige Geschäftsfrau ohne Kinder im Alter von 50 Jahren, bekam von ihrem Gynäkologen – ohne Hormonbestimmung – bei Beginn ihrer Wechseljahrsbeschwerden (Hitzewallungen, Schlaflosigkeit, Schwindelgefühle) ein Östrogen-Gel und natürliches Progesteron zum Einnehmen. Ihr Internist gab ihr ein Jahr später gegen weitere Beschwerden (Gewichtszunahme, Energielosigkeit, Fettstoffwechselstörung) ohne irgendwelche Tests 50 mg DHEA zur täglichen Einnahme. Gegen ihre (vermeintliche) Schilddrüsenunterfunktion bekam sie Schilddrüsenhormone, und da ihr Cholesterinspiegel zu hoch war, wollte ihr Internist ihr einen „Fettsenker“ geben. Außerdem waren die Leberwerte erhöht, was für den Internisten völlig unverständlich war.

Als sie in meine Praxis kam, war sie übergewichtig und klagte, dass sie ihr Gewicht nicht reduzieren könne, obwohl sie sich viel bewegte und bewusst ernährte. Ansonsten fühle sie sich wohl. Ich bat sie, zuerst alle Hormone abzusetzen, um nach einigen Tagen ohne Hormonanwendung einen Speicheltest durchführen zu können. Er zeigte, dass sie mit DHEA und Östradiol völlig überdosiert war. Progesteron dagegen war viel zu niedrig. Ich empfahl ihr daraufhin, bioidentisches Progesteron zukünftig als Creme zu benutzen statt einzunehmen, um die Leber zu entlasten. Weiterhin sollte sie das Östrogen-Gel reduzieren, DHEA absetzen und die Dosis ihrer Schilddrüsenhormone verringern.

Nach etwa einem halben Jahr war sie um einige Kilos leichter, sie fühlte sich nicht mehr „aufgeblasen“, die Leberwerte waren normal und ihr Schlaf und ihr psychisches Befinden deutlich besser. Die Beschwerden hatte sie vorher als „alterstypisch normal“ eingestuft. Ein Kontroll-Speicheltest zeigte, dass ihr nun eine geringe Dosis DHEA guttun würde, die sie auch bekam.

Fazit: Die Unsitte, Hormontherapien ohne Tests und Kontrolle im Streuverfahren zu verordnen, ist bei Ärzten und Ärztinnen diverser Fachrichtungen leider weit verbreitet. Auch der Fall von Cosima zeigt, wie Patientinnen mit wenig Beschwerden regelrecht „kranktherapiert“ werden.

Kapitel 16
Testen Sie Ihre Hormonbalance

„Jetzt bin ich in einem Alter,
in dem gute Laune lebensnotwendig ist.“

NADJA TILLER

Sie können Ihr hormonelles Gleichgewicht selbst testen, indem Sie in der folgenden Checkliste (s. S. 116) Ihre derzeitigen Beschwerden ankreuzen. Das Ergebnis kann ein erster Anhaltspunkt sein, ob es sinnvoll für Sie ist, mit Ihrer Ärztin oder Ihrem Arzt über das Thema zu reden und einen Speicheltest durchzuführen.

Je mehr der aufgeführten Beschwerden Sie ankreuzen mussten, desto wahrscheinlicher ist ein Hormonmangel oder ein hormonelles Ungleichgewicht bei Ihnen. Dann sollten Sie Ihre Werte anhand eines Speicheltests prüfen lassen.

16.1 Der Speicheltest

Für die Bestimmung der Geschlechtshormone ist dieser Test die beste Methode. Er hat eine höhere Aussagekraft als die bisher üblichen Blutuntersuchungen. Hormone werden im Körper in Drüsen gebildet und über den Blutstrom an ihren jeweiligen Bestimmungsort gebracht. Dazu brauchen die Steroidhormone, da sie aus dem Fettmolekül Cholesterin stammen, also fett sind, ein „Transportvehikel“ (meist ein Eiweißmolekül, z.B. SHBG = sexual-hormon-binding-globulin) um durch das „wässrige“ Blut schwimmen zu können. Wenn Blut zur Hormonbestimmung herangezogen wird, haben wir demnach als Ergebnis die Summe aller Hormone: Es werden sowohl die freien, die wirksam sind, nachgewiesen, wie auch die an das „Transportvehikel“ gebundenen Hormone, die aufgrund dieser Bindung unwirksam sind. Wichtig für die Therapie sind allerdings nur die freien ungebundenen Hormone, wie sie im Speichel vorliegen.

Eine Aussage über den Bedarf des Körpers an Hormonen ist durch Bluttests also nicht ohne Weiteres möglich. Man macht deshalb im Blut die zusätzliche Bestimmung, wie viele „Transportvehikel“ vorhanden sind und errechnet damit, wie viele Hormone in freier Form vorliegen müssten. Diese sind dann die momentan im Körper wirksamen Hormone. Höchst kompliziert! Und darüber hinaus ungenau, da es verschiedene „Transportvehikel“ gibt, die nie alle bestimmt werden. Dies führt dazu, dass im Blut nur größere bis große hormonelle Veränderungen sicher diagnostiziert werden können und es könnte auch mit ein Grund sein, weshalb mit zu hohen Gaben von Östrogenen behandelt wird.

Im Speichel hingegen tauchen nur die ungebundenen und wirksamen Hormone auf. Der Speicheltest ist also bei Hormonbestimmungen von Steroidhormonen [Cortisol und die Geschlechtshormone: Östrogene (Östradiol und Östriol), Progesteron, Testosteron und DHEA] aussagekräftiger, unkomplizierter und genauer. Es können auch geringste Veränderungen damit gemessen werden.

Der Test ist zu dem jeweils idealen Zeitpunkt am Morgen zuhause durchzuführen. Dieser ideale Zeitpunkt liegt bei Frauen, die noch ihren Zyklus haben, am 22. Zyklustag(+/- zwei Tage), auf jeden Fall sollte der Test in der zweiten Zyklushälfte gemacht werden. Wenn Frauen keinen Zyklus mehr haben, spielt es für sie, wie auch für Männer keine Rolle, an welchem Tag der Test durchgeführt wird.

Ungefähr eine Woche nach Eingang der Probe im Labor kommen die Ergebnisse mit einer Interpretation zurück. Pro bestimmten Hormonwert muss mit Kosten von etwa 20 bis 25 Euro gerechnet werden. Diese können direkt mit dem Labor abgerechnet werden. Bei einer ärztlichen Anordnung werden die Kosten überwiegend von den privaten Kassen übernommen.

Wenn sich eine Behandlung mit bioidentischen Hormonen an diese Untersuchungen anschließt, ist eine erste Nachkontrolle je nach Beschwerden etwa zwei bis sechs Monate nach Behandlungsbeginn sinnvoll. Im weiteren Verlauf sollten dann etwa einmal jährlich und bei Beschwerden natürlich jederzeit Kontrollbestimmungen durchgeführt werden.

Zur Durchführung des Kontrollspeicheltests wird im Gegensatz zu früher die Hormoncreme am Vortag, wie üblich aufgetragen. Am Morgen des Testtages wird der Speicheltest innerhalb 30 Minuten nach dem Aufstehen gemacht, vor dem Test wird auf das Zähneputzen verzichtet und nur der Mund gründlich mit Wasser gespült, danach kann die Behandlung weiter fortgeführt werden. Es wird also keine Hormonpause mehr von zwei bis drei Tagen vor der Durchführung des Kontrolltests gemacht.

Praxisbeispiel 1

Brigitte, eine selbstständige Geschäftsfrau von Ende vierzig mit viel beruflichem und auch privatem Stress, kam wegen ihrer Schlaflosigkeit und der nachlassenden Belastbarkeit zu mir. Beim ersten Gespräch wurde klar, dass auch noch eine Reihe von anderen Beschwerden vorhanden waren, denen sie bisher nur keine Bedeutung beigemessen hatte: Kopfschmerzen, Gelenkschmerzen und eine gesteigerte Reizbarkeit. Im Speicheltest zeigte sich bei ihr neben einer Östrogendominanz ein DHEA- und ein Testosteronmangel sowie eine Erschöpfung der Nebenniere, also ein Cortisolmangel. Nach etwa einem halben Jahr Behandlung mit naturidentischen Hormonen ging es ihr nicht nur deutlich besser, sie fühlte auch wieder neue Lebenslust. Ihr Schlaf war längst wieder erholsam und die anderen Beschwerden waren ebenfalls verschwunden.

16.2 Checkliste

Allgemeine Symptome:

- ☐ Verschlechterung des allgemeinen Wohlbefindens
- ☐ Wassereinlagerungen/Ödeme
- ☐ Gelenk- und Muskelschmerzen/Rückenbeschwerden
- ☐ Starkes Schwitzen (unabhängig von Belastungen)
- ☐ Schlafstörungen (Ein- und Durchschlafen/häufiges Erwachen)
- ☐ Erhöhtes Schlafbedürfnis (häufige/frühe Müdigkeit)
- ☐ Reizbarkeit (Aggressivität, missgestimmt, schnell aufgebracht)
- ☐ Nervosität (innere Anspannung/innere Unruhe)
- ☐ Ängstlichkeit/Panikanfälle/Schwindelzustände
- ☐ Depressive Stimmungen (Mutlosigkeit, Traurigkeit, Antriebslosigkeit)
- ☐ Stimmungsschwankungen, Gefühl der Sinnlosigkeit, Weinerlichkeit

- ☐ Körperliche Erschöpfung/Nachlassen der Tatkraft (allgemeine Leistungsminderung, Abnahme der Aktivität, fehlende Lust zu Unternehmungen, Gefühl weniger zu schaffen oder zu erreichen als früher)
- ☐ Abnahme der Muskelkraft
- ☐ Herzbeschwerden (Herzrasen, -druck, -stolpern, -stechen)
- ☐ Gefühl, der Höhepunkt des Lebens ist überschritten
- ☐ Abnahme der Libido (weniger Spaß am Sex, kaum Lust darauf)

Für Frauen:

- ☐ Blutungsstörungen
- ☐ Myome und Zysten
- ☐ Blasenschwäche

Für Männer:

- ☐ Verminderter Bartwuchs
- ☐ Nachlassen der Potenz
- ☐ Blasenschwäche

Praxisbeispiel 2

Angela

Ich bin jetzt 56 Jahre. Vor sechs Jahren begann es bei mir mit innerer Anspannung und Unruhe, keine Energie, starkes Schwitzen, Erschöpfung, erhöhtes Schlafbedürfnis, Konzentrationsstörungen, trockene Schleimhäute. Dank des Speicheltests konnte gut gesehen werden, wo ein Ungleichgewicht ist und wo es Unterstützung braucht, um in Balance zu sein.

Seit der Behandlung mit biologischen Hormonen haben sich all diese Symptome verabschiedet und es geht mir heute sehr gut.

Therapie: Angela bekam Progesteroncreme, verschiedene Vitalstoffe und Vitamin D.

Praxisbeispiel 3

Mona, 50 Jahre
Ich bemerkte, dass ich im Lauf der Jahre bei Belastungen immer kurzatmiger wurde und auch keinerlei Ausdauer mehr besaß, obwohl ich regelmäßig Sport trieb. Alle ärztlichen Untersuchungen verliefen ergebnislos. Dann kam ich in Behandlung zu Frau Dr. Scheuernstuhl. Nach nun etwa zwei Jahren Behandlungszeit kann ich sagen, dass ich wieder fit und leistungsfähig bin, beim Laufen, Wandern etc. Kurz, meine körperliche Ausdauerfähigkeit bei sportlichen Aktivitäten ist wieder da.

Wenn ich an die Behandlung mit biologischen Hormonen denke, bin ich dankbar, weil sich für mich Fitness und Leistungsfähigkeit erhöht haben.

Kapitel 17
Hormonbedingte Beschwerden und Krankheiten

„Der Mensch ist ein Teil der Natur und nicht etwas, das zu ihr im Widerspruch steht. Die Frage heute ist, wie man die Menschheit überreden kann, in ihr eigenes Überleben einzuwilligen."

BERTRAND RUSSEL

Viele Krankheiten, deren Ursache in einem Hormonungleichgewicht liegt, werden von der Schulmedizin häufig nicht richtig diagnostiziert und therapiert. Auch Krankheiten, die oberflächlich betrachtet vielleicht nichts mit Hormonen zu tun haben, können durch eine individuell angepasste Behandlung mit bioidentischen Hormonen, also den Hormonen, die genau unseren körpereigenen Hormonen entsprechen, ohne Nebenwirkungen gänzlich verschwinden. Beispiele dafür sind Depressionen, Schwindelzustände, Schlafstörungen, Übergewicht, Migräne, Herzrhythmusstörungen, Fibromyalgie oder andere Schmerzzustände

Eine Übersicht der wichtigsten Beschwerden, die durch ein Hormonungleichgewicht ausgelöst werden können, finden Sie am Ende dieses Buches. Auf einige der Beschwerden und Krankheiten gehen wir im Folgenden näher ein.

17.1 Schilddrüsenprobleme

In Phasen der hormonellen Veränderungen, wie sie die Pubertät, die Wechseljahre, eine Schwangerschaft oder eine längere Stressphase darstellen, kommt es gehäuft zu Schilddrüsenproblemen, meist einer Unterfunktion, gelegentlich zu einer Überfunktion und gar zu oft zu einer Entzündung, die nach ihrem Entdecker Hashimoto-Thyreoiditis heißt. (Thyreoidea heißt die Schilddrüse in der medizinischen Fachsprache und die Endung -itis bezeichnet eine Entzündung.)

17.1.1 Hypothyreose / Schilddrüsenunterfunktion

Die häufigste Störung der Schilddrüse ist die Unterfunktion. Die Beschwerden können bei einer leichten Form sehr mild sein und mit anderen Hormonproblemen verwechselt werden. Auffallend sind trockene Haut, eine raue Stimme, Müdigkeit und Antriebsschwäche, schnelles Frieren, Verstopfung und Gewichtszunahme bei unveränderter oder gar verringerter Nahrungszufuhr. Bei jüngeren Frauen führt eine Unterfunktion nicht selten zu Zyklusstörungen und ungewollter Kinderlosigkeit.

Östrogene können die Schilddrüse und auch das Immunsystem bremsen. So verwundert es nicht, dass es in Übergangsphasen, wenn Progesteron fehlt, zu deren Unterfunktion kommen kann. Nachgewiesen wird die Schilddrüsenfunktion über Laboruntersuchungen des Blutes. Die Schilddrüsenhormone T3 und T4 können noch im Normalbereich sein, wenn TSH als Steuerhormon erhöht ist, ist eine Schilddrüsenunterfunktion vorhanden.

Behandelt werden sollte eine Hypothyreose zuerst sinnvollerweise mit Progesteron, wenn dieses fehlt, da Progesteron die Schilddrüse in ihrer Funktion unterstützt. Üblicherweise wird Schilddrüsenhormon gegeben, was den zugrunde liegenden Progesteronmangel nicht ändert.

17.1.2 Hyperthyreose / Schilddrüsenüberfunktion

Seltener kommt es zu einer Überfunktion der Schilddrüse. Dies kann durch sehr starken Stress entstehen und durch den Beginn einer Entzündung. Nervosität, Schlaflosigkeit und Neigung zum Schwitzen sind die häufigsten und manchmal auch die einzigen Symptome. Andere Beschwerden wie Durchfall, innere Unruhe, häufigeres Herzklopfen und ein leichtes Zittern der Hände, was nur bei ausgestreckten Armen sichtbar sein kann, werden entweder gar nicht bemerkt oder sie werden anderen Ursachen zugeschrieben. Ebenso kann es zu einer Gewichtsabnahme kommen, die meist, zumindest anfangs, begrüßt wird.

Sinnvoll ist bei Schilddrüsenüberfunktion eine Laboruntersuchung auf die Hormone T3 und T4, TSH und die Bestimmung von speziellen Antikörpern, um eine Entzündung nachzuweisen. Es gibt verschiedene Mittel aus der Naturheilkunde, die eine Überfunktion wieder normalisieren, die zusammen mit Selen und Progesteron gegen die Entzündung gegeben werden sollten.

17.1.3 Morbus Hashimoto / Entzündung der Schilddrüse

Was war zuerst da, die Henne oder das Ei? Bei Entzündungen der Schilddrüse gibt es auch immer ein Ungleichgewicht der weiblichen und männlichen Hormone. Da die Regelkreise von Eierstöcken beziehungsweise Hoden, Nebennieren und Schilddrüse zusammenhängen, ist es müßig, danach zu fragen, was zuerst im Ungleichgewicht war oder die Ursache der Entzündung der Schilddrüse ist.

Die Schulmedizin nennt die Hashimoto-Entzündung eine Autoimmunkrankheit, was heißen soll: „Wir wissen nicht, wo es herkommt“. Mit fortschreitenden Erkenntnissen der Hormonregulation im Körper wird immer offensichtlicher, dass auch die sogenannten Autoimmunerkrankungen durch ein

Hormonungleichgewicht ausgelöst werden. Die Therapie besteht also auch hier in der Gabe von Progesteron, um die Ursache zu beheben, Selen gegen die Entzündung und eventuell auch Schilddrüsenhormonen.

17.2 Prämenstruelles Syndrom – Schmerzen vor der Regel

Der Begriff Prämenstruelles Syndrom (PMS) umschreibt eine ganze Reihe von Symptomen, die bei Frauen ungefähr eine Woche vor der Regel beginnen und sich mit dem Einsetzen oder spätestens dem Ende der Blutung bessern. Die häufigsten, monatlich wiederkehrenden Symptome können sein: Reizbarkeit und depressive Verstimmungen, das Gefühl, aufgeschwemmt zu sein, Spannen und Schmerzen der Brüste, Rückenschmerzen, ständige Müdigkeit, allgemein höhere psychische und auch physische Empfindlichkeit und möglicherweise auch Kopfschmerzen oder gar Migräne.

In der ersten Hälfte des weiblichen Zyklus produziert der Körper überwiegend Östrogene. Mit dem Eisprung steigt der Progesteronspiegel stark an und übernimmt für die nächsten zwei Wochen die Führung (siehe Kapitel 3.4.1). Die beschriebenen Symptome des prämenstruellen Syndroms stimmen gut mit den Nebenwirkungen von unbalanciertem Östrogen überein. Als Ursache für PMS kommt also eine Östrogendominanz beziehungsweise ein Progesteronmangel infrage.

Eine genaue Bestimmung des Progesterons in der zweiten Zyklushälfte kann am besten am 22. Tag (+/- zwei Tage) nach Beginn der letzten Menses mit einem einfachen Speicheltest durchgeführt werden. Eine ausführliche ärztliche Beratung ist in jedem Fall sinnvoll, da auch Schilddrüsenprobleme, die Ernährung oder Stress für PMS (mit)verantwortlich sein können.

Neben einer Therapie mit bioidentischem Progesteron kann die Einnahme von Mönchspfeffer *Agnus castus* über mindestens sechs bis zwölf Monate hilfreich sein. Auch eine homöopathische Behandlung kann wirksam sein, eine orthomolekulare Behandlung mit den Vitalstoffen Magnesium, Zink, verschiedenen B-Vitaminen, Vitamin C, Vitamin E und Biotin, Nachtkerzenöl oder Borretschölkapseln kann ebenfalls helfen.

Praxisbeispiel

Lisa, 23 Jahre alt, hat ein Kind und leidet seit ihrer ersten Regelblutung an PMS. Außerdem war sie eine Zeit lang magersüchtig und ein halbes Jahr nach der Geburt ihres Sohnes kam es zu einem völligen Verschwinden ihrer Periode (Amenorrhoe). Es folgten Monate mit Bulimie und Heißhungerattacken. Ihr Mann, sie selbst und die ganze Familie litten darunter. Nach vielen frustrierenden schulmedizinischen Behandlungen musste sie von ihrer Mutter überredet, ja fast bedrängt werden, es doch noch einmal mit einer ganzheitlichen Behandlung zu versuchen und zu mir zu kommen.

Nach einem Speicheltest und einer ausführlichen Beratung über Zusammenhänge und Ursachen ihres Zustandes begannen wir eine Behandlung mit natürlichem Progesteron, Mineralien, Vitaminen und DHEA. Nur drei Wochen später bekam sie (nach zwei Jahren!) ihre Regelblutung wieder, schmerzlos, unkompliziert und ohne Gemütsverstimmungen oder Heißhungerattacken. Sie bemerkte auch, dass ihre Haare und Nägel deutlich gesünder und kräftiger waren. Ihr Mann sagte ihr, dass er das Gefühl hätte, eine völlig neue Frau zu haben, entspannt, gut gelaunt und voller Energie.

Leider geht es nicht immer so schnell. Doch je höher der Bedarf des Körpers an natürlichen Hormonen, desto schneller erfolgt zumindest eine Besserung der Beschwerden.

17.3 Kopfschmerzen – Migräne

An Kopfschmerzen und Migräne leiden heutzutage Frauen und Männer gleich häufig. Betrachtet man allerdings die Migräne gesondert, dann fällt auf, dass hier die Frauen fast doppelt so oft betroffen sind. Eine mögliche Ursache für diese Beschwerden liegt (bei beiden Geschlechtern) in einem Hormonungleichgewicht, einer Östrogendominanz und damit dem Fehlen von Progesteron. Ein wichtiger Hinweis auf diese Ursache kann bei Frauen das Auftreten der Schmerzen im zeitlichen Zusammenhang mit der Regelblutung sein. Andere häufige Ursachen sind körperliche Überbelastung und Stress, Vergiftungen (häufig Alkohol), Wirbelsäulenprobleme, zu geringe Trinkmengen oder Nierenprobleme, Elektrosmog, Medikamente – besonders solche mit hormonähnlicher Wirkung –, Wettereinflüsse und vieles mehr. Kann die Ursache gefunden und beseitigt werden, ist das die beste Therapie. Ob die Ursache ein Hormonungleichgewicht ist, kann sicher über einen Speicheltest festgestellt werden, und die anschließende Behandlung mit bioidentischen Hormonen, so sie fehlen, und Vitalstoffen (Mineralien, Vitaminen und Spurenelementen) kann Linderung bringen.

17.4 Zysten an den Eierstöcken oder im Brustgewebe

Zysten sind mit Flüssigkeit gefüllte „Blasen“. Wenn sie am Eierstock auftreten, verändern sie sich oft im Verlauf des Zyklus. Sie können scheinbar „ohne Grund“ nach einigen Zyklen wieder verschwinden, bleiben oder sich immer weiter vergrößern. Durch ihre Größe können sie Beschwerden hervorrufen, wie Unterleibsschmerzen, Druckempfinden oder Schmerzen zur Zeit des Eisprungs (Mittelschmerz).

Zysten können sich auch im Brustgewebe bilden und scheinen hier als kleine „Hohlräume“ auf, die meist mit einem verdichteten Drüsengewebe einhergehen und in der Schulmedizin als Risikofaktor für Brustkrebs gelten.

Die Entstehung von Zysten kann mit der Gabe von künstlichen, körperfremden „Hormonen“ und auch mit einer Schilddrüsenfehlfunktion in Zusammenhang stehen.

Zysten sind generell eine Folge von Östrogendominanz und können deshalb auch gut mit Progesteron behandelt werden.

Praxisbeispiel

Monika, Ende vierzig, verheiratet und Mutter von fünf fast erwachsenen Kindern, kam in meine Praxis, da sie wiederholt wegen Zysten an den Eierstöcken operiert worden war und sich schon wieder eine größere Zyste gebildet hatte. Sie wollte keine weitere OP. Wir versuchten mit homöopathischen Mitteln, Zystentee und bioidentischem Progesteron gegen ihre durch den Speicheltest gesicherte Östrogendominanz anzugehen. Bei der gynäkologischen Kontrolle acht Wochen später war die Zyste deutlich kleiner geworden, sie war von etwa zehn Zentimeter Durchmesser auf weniger als die Hälfte geschrumpft. Nach einigen weiteren Monaten der Behandlung war die Zyste ganz verschwunden und es traten auch keine neuen mehr auf.

17.5 Myome der Gebärmutter

Myome sind gutartige Geschwulstbildungen der Gebärmuttermuskulatur. Viele Frauen haben Myome. Manche bemerken sie nicht, andere hingegen leiden unter Druckgefühlen im Unterleib, verstärkten und unregelmäßigen Blutungen bis hin zu Dauerblutungen, die wiederum zum Beispiel Eisenmangel und massive Müdigkeit hervorrufen können.

Wenn Myome Beschwerden verursachen, sind sie ein häufiger Grund für die operative Entfernung der Gebärmutter. Nach Rückmeldungen von betroffenen Frauen raten immer noch viel zu viele Ärzte und auch Ärztinnen relativ schnell zu einem solchen Schritt, besonders dann, wenn das Thema Kinderwunsch abgeschlossen ist. Nicht selten wird die Gebärmutter dann als überflüssiges, nur noch potenziell krankheitserzeugendes Organ angesehen. Womöglich wird die Gebärmutter sogar als gefährlich eingestuft, denn schließlich könnte sich dort irgendwann ein Tumor entwickeln.

Ähnlich sind die Einstellungen zu den Eierstöcken bei Frauen nach der Menopause. Auch von den Ovarien wird angenommen, dass sie ihre Funktion „erfüllt" hätten, wenn die Frau nicht mehr gebärfähig ist. Beide Einstellungen sind wissenschaftlich falsch, frauenverachtend und zeugen von einer ungeheuren Arroganz und mechanistischen Betrachtungsweise. Grundsätzlich sind die Gebärmutter

Kastration!

Die operative Entfernung der Eierstöcke einer Frau ist ein viel zu häufig empfohlener und durchgeführter Eingriff. Diese Operation ist eine Kastration, die bei Männern der totalen Entfernung beider Hoden gleichkommt. Männern wird in unserer männerdominierten Medizin dieser Schritt nicht ein Bruchteil so häufig empfohlen wie Frauen. Und sie würden einem solchen Schritt auch nicht so häufig zustimmen, wie Frauen es leider immer noch tun, vor allem dann, wenn der Kinderwunsch erfüllt ist.

und die Eierstöcke im gesamten Leben einer Frau wichtige Organe. Neuere Erkenntnisse weisen sogar darauf hin, dass nicht nur die Eierstöcke im Alter weiterhin Hormone produzieren, sondern auch die Gebärmutter ein hormonbildendes Organ ist.

Die Ursache für Myome ist auch ein hormonelles Ungleichgewicht, speziell ein Progesteronmangel. Durch eine Ausbalancierung mit bioidentischen Hormonen nach einer gezielten Speicheldiagnostik, durch eine homöopathische Behandlung und mithilfe einer veränderten Ernährung (mehr Gemüse und Früchte, weniger Kohlenhydrate) können sich Myome zurückbilden.

Praxisbeispiel

Sissi, 55 Jahre
Ich wollte Sie darüber informieren, dass es mir super geht. Vor zwei Jahren wollte man mir im Krankenhaus die Gebärmutter entfernen wegen Dauerblutungen und mehrerer Myome. Ich habe NEIN gesagt. Meine schulmedizinische Frauenärztin versorgt alle Patientinnen mit künstlichen Hormonen im Streuverfahren. Dazu habe ich auch NEIN gesagt. Ich habe auf Sie vertraut und mir Progesteroncreme besorgt. Meine Myome haben sich zurückgebildet. Die Blutung kommt regelmäßig und die Stärke ist ganz normal. Meine Frauenärztin denkt, die Myome hätten sich altersbedingt zurückgebildet. Sie sagt, es wäre ihr am liebsten, wenn meine Regel ganz wegbleiben würde. Das Vertrauensverhältnis zu meiner Ärztin hat darunter gelitten, ein Arztwechsel kommt nicht infrage, da kein Arzt weit und breit etwas vom Hormonspeicheltest wissen will.

17.6 Endometriose

Endometriose ist die medizinische Bezeichnung für versprengte Gebärmutterschleimhautzellen außerhalb der Gebärmutter. Diese Schleimhautzellen nehmen an dem monatlichen Zyklus der betroffenen Frau ganz normal teil, als wären sie in der Gebärmutter. Das heißt, sie bauen sich im Verlauf des Zyklus auf, um bei Einsetzen der Menstruation mit abzubluten. Je nachdem, wo diese Schleimhaut sitzt, kann es zu enormen Beschwerden und starken Schmerzen kommen. Normalerweise liegen derartige Absiedelungen im Bauchraum, sie können jedoch auch andere Organe betreffen.

Bioidentisches Progesteron kann helfen, die Blutungen und Schmerzen zu reduzieren. Erfahrungsgemäß fehlen hier auch oft sogenannte Vitalstoffe, wie Vitamine, Mineralien, Fettsäuren und Vitamin D (!), die bei Substitution zur Beschwerdefreiheit führen können!

17.7 Blutungsstörungen und heftige, lang anhaltende Periodenblutungen

Durch das fehlende Progesteron und die daraus resultierende Östrogendominanz kommt es bei vielen Frauen und insbesondere in den Wechseljahren und den Jahren vorher sehr häufig zu verlängerten und heftigen Periodenblutungen. Wenn sich dieses Phänomen verschlimmert und es gar zu einer Dauerblutung kommt, wird meist zur Gebärmutterentfernung geraten, der sogenannten Hysterektomie.

In den allermeisten Fällen können diese Blutungen jedoch durch die Gabe von hoch dosiertem Progesteron gestoppt werden, und bei anschließender weiterer Progesterontherapie normalisieren sich der Zyklus und die Stärke der Periodenblutung meist wieder.

Praxisbeispiel 1:

Eine ärztliche Kollegin, die eine Dauerblutung über viele Wochen hatte und mich um Rat fragte, schrieb:

Ich möchte mich auf diesem Wege von Herzen bei Dir für Deine schnelle und liebevolle Hilfe bedanken. Der Erfolg hat sich eingestellt und ich konnte letzte Woche einen angenehmen Kurzurlaub genießen. Die starke Blutung war innerhalb zwei bis drei Tagen weg.

Therapie:
2 x 100 mg Utrogestan die ersten Tage, dann 100 mg und anschließend noch etwas Progesteroncreme. Nach sieben Tagen gab es gar keine Blutung mehr.

Praxisbeispiel 2

Astrid, eine selbstständige Geschäftsfrau von Ende vierzig und Mutter zweier fast erwachsener Kinder, kam wegen heftiger und unregelmäßiger Blutungen in meine Praxis. Die letzte Periode hatte sich zu einer Dauerblutung entwickelt und der behandelnde Arzt wollte ihr künstliche Hormone geben. Außerdem riet er dringend zu einer operativen Entfernung der Gebärmutter und der Eierstöcke, da Astrid früher schon öfter Eierstockzysten gehabt hatte.

Durch die Behandlung mit hoch dosiertem Progesteron hörte die Blutung nach nur zwei Tagen völlig auf. Bis heute, drei Jahre später, geht es Astrid unter dieser biologischen Hormontherapie mit Gebärmutter und Eierstöcken sehr gut.

17.8 Blasenprobleme

17.8.1 Blasenschwäche

Bereits im Alter von Mitte bis Ende dreißig können Blasenfunktionsstörungen auftreten, wie Spontanurinabgang beim Niesen, Lachen oder Husten, Hüpfen oder Springen oder wenn die Blase einfach nur voll ist. Die Ursache liegt in einer nachlassenden Funktion des Blasenschließmuskels, der, um stark zu bleiben, ebenfalls Progesteron und Östrogen braucht.

Es ist erstaunlich, wie selten Frauen über dieses lästige Problem sprechen, auch zu mir als Ärztin. Sie sehen keinen Zusammenhang mit ihrer nachlassenden Hormonproduktion und haben sich meist damit arrangiert, dass eben mit dem Älterwerden verschiedene Beschwerden verbunden sind. Nach einigen Monaten der Therapie mit Progesteron und Östriol ist dieses Problem meist wieder völlig behoben, der Blasenmuskel wieder stark.

In der Schulmedizin wird den Frauen geraten, sie sollten die Beckenbodenmuskulatur durch bestimmte Übungen stärken. Dies mag hilfreich sein, zeigt jedoch auch die mechanistische Betrachtungsweise, die bei einem Hormonmangel natürlich nicht sehr erfolgreich sein kann.

17.8.2 Reizblase und gehäufte Blaseninfekte

Die häufigen Blaseninfektionen, wie sie unter Einnahme der „Pille" vorkommen, sind letztendlich ebenfalls Anzeichen eines Progesteronmangels. Auch noch andere, durch die „Pille" verursachte Faktoren spielen mit, wie zum Beispiel die Veränderung des Scheidenmilieus durch eine pH-Verschiebung, die Infekte begünstigt (siehe Praxisbeispiel Valerie, S. 78).

17.9 Atembeschwerden, Asthma und Schnarchen

Der Revolutionär Che Guevara entdeckte schon früh einen Zusammenhang zwischen Lunge und Hormonen. Vor seiner revolutionären Zeit studierte er Medizin und schrieb seine Doktorarbeit über Progesteron und Lungenfunktion. Che Guevara litt an Asthma, sein besonderes Interesse galt daher verständlicherweise den Atmungsorganen.

Progesteron stärkt die Kehlkopfmuskulatur und verringert die Erschlaffung des Gaumensegels. So kann es besonders für Sängerinnen und Sänger hilfreich sein. Diese Erschlaffung des Gaumensegels ist auch meist für das weitverbreitete Schnarchen verantwortlich, da sich die Muskeln nachts noch zusätzlich entspannen. Alkohol verstärkt diesen Mechanismus noch.

Praxisbeispiel

Sonja, eine Sopransängerin, kam primär wegen zunehmenden Wechselbeschwerden zu mir. In der Anamnese, der Eingangerhebung der Vorgeschichte und der Beschwerden, stellte sich heraus, dass sie wegen nachlassender Stimmleistung und zeitweiliger Heiserkeit ohne Erfolg schon beim HNO-Arzt war. Durch die Behandlung mit bioidentischem Progesteron, Östriol, dem Haut- und Schleimhautöstrogen verschwanden nicht nur ihre Wechseljahrsbeschwerden, es kam auch ihre Stimme zurück und sie konnte ihren Beruf wieder ohne Beschränkung ausüben.

17.10 Osteopenie – Osteoporose

Osteopenie ist eine Vorstufe einer möglichen Osteoporose. Sie ist weder krankhaft, noch muss sie behandelt werden. Sie zeigt lediglich eine leicht verminderte Knochendichte. Unter bestimmten

Voraussetzungen (Gene, Hormone, Lebensstil) kann daraus eine Osteoporose entstehen.

Osteoporose, der Knochenmasseverlust, ist eine Erkrankung des Skeletts, die mit fortschreitendem Alter besonders bei Frauen zu einer Verminderung des Knochengewebes führt. Dies hat zur Folge, dass ein erhöhtes Risiko für Knochenbrüche besteht. In Deutschland ist die Osteoporose-Behandlung meist verbunden mit einer Therapie mit künstlichen Östrogenen. International anerkannte Studien beweisen, dass diese Therapie bedenklich ist und nicht den gewünschten Erfolg hat.

Osteoporose beginnt zehn bis 15 Jahre vor den Wechseljahren, wenn der Östrogenwert noch hoch ist. Damit ist eigentlich schon bewiesen, dass es nicht die Östrogene sein können, die den Knochen gesund erhalten. Während des Wechsels beschleunigt sich der Knochenmasseverlust für etwa fünf Jahre auf drei bis fünf Prozent pro Jahr! Danach „nur" noch auf 1,5 Prozent pro Jahr.

Auch bei Osteoporose kann man mit natürlichen Hormonen helfen. Progesteron und DHEA sind zur Vorbeugung und zur Therapie bei Osteopenie und Osteoporose sehr wirksam. Progesteronmangel ist die wichtigste Ursache für die Entstehung von Osteoporose. Auch DHEA scheint eine gewisse Rolle zu spielen. Sehr wichtig sind außerdem ausreichende Bewegung und eine gute Versorgung mit den Vitaminen D, C und K und den Mineralien Magnesium, Calcium, Zink sowie Mangan, das zu den Spurenelementen gehört.

Praxisbeispiele

Gundula, 65 Jahre, litt seit Jahren schon unter einer bekannten Osteoporose, die trotz schulmedizinischer Behandlung immer weiter fortschritt. Nach einem Jahr mit Progesteron, stark reduzierten Östrogenen und zusätzlicher Gabe von Mineralien und Vitaminen blieb der Knochenmasseverlust plötzlich stabil. Nach weiteren zwei Jahren zeigte sich bei der Knochendichtemessung eine deutliche Verbesserung der Knochenmasse.

Clara, 67 Jahre, kam mit der Diagnose „Osteoporose“ zu mir. Der Knochenmasseverlust war beträchtlich, gemessen an der Lendenwirbelsäule. Nach dreijähriger Behandlung mit Progesteron zeigten die Kontrollmessungen einen deutlichen Rückgang des Knochenmasseverlustes. Die Diagnose lautete nun „nur noch“ Osteopenie. Bei der Messung wurde dreimal nachgemessen, da das Ergebnis für die behandelnden Ärzte wohl unglaublich war, allerdings fragte niemand danach, warum es sich so sehr verbessert hatte.

17.11 Fibromyalgie

Da mit dieser Erkrankung immer noch weitere Beschwerden verbunden sind, spricht man meist vom „Fibromyalgie-Syndrom“. Es ist gekennzeichnet durch wandernde Schmerzen im ganzen Körper, im Bereich der Muskulatur, des Bindegewebes und der Knochen. Oft ist nur eine Seite betroffen, manchmal zu Beginn der Krankheit nur ein Körperviertel. Begleitend kommen die sogenannten funktionellen Störungen hinzu. Häufige Beschwerden können sein: Schlafstörungen, Morgensteifigkeit der Glieder, Schwindelgefühle, Schwächezustände, Energielosigkeit, Gedächtnisstörungen wie Denk-, Merk- und Konzentrationsstörung, Globusgefühl (Kloß im Hals), vermehrtes, belastungsunabhängiges Schwitzen, Kopfschmerzen und Migräne, Reizblase, Parästhesien, wie Kribbeln am Körper oder Taubheitsgefühle, Restless legs (unruhige, kribbelnde Beine) und manch anderes. Ist es Zufall, dass sich diese Beschwerden zum Teil wie klassische Wechseljahrsbeschwerden anhören? Sicher nicht. Auffallend ist auch der häufige Beginn dieser Erkrankung während hormoneller Umbruchzeiten, wie Pubertät, Schwangerschaft, Wechseljahren und nach längeren Phasen mit Stress.

Nach den Kriterien der Schulmedizin findet sich bei diesem Krankheitsbild kein Befund mit den üblichen Diagnoseverfahren, sodass die Diagnose einer Fibromyalgie in der Schulmedizin als „Ausschlussdiagnose" gilt. Die Betroffenen, davon etwa 70 Prozent Frauen, werden häufig als „psychosomatisch erkrankt" eingestuft, nicht ernst genommen und mit Psychopharmaka und Psychotherapie behandelt. Sie sind manchmal monatelang in einer Psychosomatischen Klinik, bekommen Antidepressiva, Physiotherapie, Massagen und Gesprächtherapie – und alles mit höchst unbefriedigenden Ergebnissen.

Frauen mit Fibromyalgie werden dreimal so oft operiert wie der Rest der Bevölkerung, natürlich ohne Erfolg.

Praxisbeispiel

Friederike, eine selbstständige Geschäftsfrau mit erwachsenen Kindern, war mit Anfang fünfzig am Vollbild der Fibromyalgie erkrankt. Sie litt nach einigen Jahren mit heftigem beruflichen Stress an starken, ständig wechselnden Gelenk- und Muskelschmerzen, Nervenschmerzen, nachlassendem Denkvermögen, häufiger Schlaflosigkeit, Migräne, Energielosigkeit und dem zunehmenden Gefühl von Überforderung und Sinnlosigkeit, also einer depressiven Symptomatik.

Heute, nach zehn Jahren Behandlung mit Progesteron, zwischenzeitlichen Gaben von Östriol und DHEA und begleitender Einnahme von Vitalstoffen, geht es ihr nach eigener Aussage besser als mit 40 Jahren. Sie geht mit Hingabe ihrem

Beruf nach, ist voll belastbar, bei guter Leistungsfähigkeit und Lebensfreude.

Nachtrag zur Neuauflage: Auch jetzt, fünf Jahre später, ist die Fibromyalgie nur noch dann ein kleines Thema, wenn sehr viel Stress herrscht, aber auch genauso schnell wieder verschwunden!

17.12 Krebserkrankungen durch Hormonmangel oder hormonelles Ungleichgewicht

17.12.1 Brustkrebs

Wenn die statistische Wahrscheinlichkeit an Brustkrebs zu erkranken für eine Frau über 50 Jahren eins zu tausend beträgt, dann steigt sie unter den künstlichen und körperfremden Östrogenen und Progestinen bis auf das Fünffache an, manche Fachleute sprechen sogar vom 30-Fachen, je nach Art der verwendeten Medikamente und Dauer der Anwendung. Laut einer Studie aus Frankreich sinkt die Wahrscheinlichkeit für Brustkrebs unter Therapie mit natürlichem Progesteron auf das 0,7-Fache (Fournier et al. Breast Cancer Res Treat 2008 Jan; 107 (I):103-11)).

Bei bioidentischem, natürlichem Progesteron besteht also die Gefahr zur Brustkrebs-Entstehung nicht.

Nach einer Untersuchung des Cancer Research in Seattle, USA, sind Nachtschichtarbeiterinnen einem bis zu 60 Prozent höheren Brustkrebsrisiko ausgesetzt, was ein deutlicher Hinweis ist auf die Auswirkungen der Störung unserer inneren Uhr durch Lichtquellen bei Nacht und der Verschiebung des biologischen Rhythmus von Tagesaktivität und Nachtschlaf und höchstwahrscheinlich auch für das völlige Fehlen des Sonnenvitamins D spricht!

17.12.2 Gebärmutterkrebs

Gebärmutterkrebs wird, wie aus der Geschichte der Hormonersatztherapie hervorgeht, durch einen Östrogenüberschuss, also eine Östrogendominanz hervorgerufen. Erinnern wir uns, etwa 1960 begann das Zeitalter der künstlichen Hormonersatzstoffe, und bei Wechselbeschwerden wurden meist nur östrogenartige Stoffe gegeben. Bis 1975 stieg nach einer amerikanischen Statistik die Rate an Gebärmutterkrebs um 600 (!) Prozent an – diese Zahl spricht für sich.

17.12.3 Eierstockkrebs / Ovarial-Karzinom

Auch Eierstockkrebs kommt durch Östrogenüberschuss, also eine Östrogendominanz zustande und ist durch die Progesterontherapie ganz sicher sehr viel seltener, da Progesteron die Zellen vor zu viel Wachstum schützt und außerdem das Immunsystem stärkt.

17.13 Nach einer Gebärmutterentfernung

Nach einer Gebärmutterentfernung (Hysterektomie) und insbesondere, wenn gleichzeitig auch die Eierstöcke entfernt wurden, sollten die betroffenen Frauen – entgegen der allgemeinen Meinung unter Schulmedizinern – unbedingt Progesteron bekommen. Es wird den mit dieser Operation verbundenen Verlust an Lebensqualität durch viele dadurch auftretende Beschwerden verhindern und den ansonsten sehr plötzlichen Übergang ins Klimakterium erleichtern. Progesteron ist eine wichtige Osteoporosevorsorge und schützt auch vor Brustkrebs.

Praxisbeispiel

Emma, 64 Jahre, Angestellte, klagte über Haarausfall, als sie zu mir in die Praxis kam. Beim Erfragen ihrer Lebensgeschichte gab sie an, mit Anfang vierzig eine „Totaloperation" gehabt zu haben, es wurden ihr also damals die Gebärmutter und die Eierstöcke entfernt, was einer Kastration gleichkommt. Nach der Operation bekam sie ein Östrogen-Gel zur Linderung ihrer jetzt natürlich plötzlich einsetzenden Wechseljahrsbeschwerden, aber kein Progesteron, da die Schulmedizin ja die irrige Meinung vertritt, dass eine Frau ohne Gebärmutter kein Progesteron mehr braucht. Nach zwölf Jahren reiner Östrogentherapie ohne Überprüfung des Wirkspiegels bekam sie Brustkrebs. Sie wurde operiert und „durfte" anschließend keine „Hormone" mehr nehmen. Nach der anschließenden Bestrahlung versuchte sie ihre heftigen Beschwerden mithilfe von homöopathischen und pflanzlichen Mitteln in den Griff zu bekommen, was ihr nur sehr unzureichend gelang. Erst durch meine Aufklärung über die Unterschiede zwischen echten und „unechten" Hormonen verstand sie, dass sie sehr wohl das natürliche Progesteron verwenden darf, um ihre Beschwerden zu lindern und nebenbei auch ihren Haarausfall zu stoppen.

Fazit: Es ist eindeutig, dass Emma den Brustkrebs als Folge der künstlich erzeugten Östrogendominanz bekam. Es stellt sich die Frage, wie lange es noch dauern soll, bis die „hausgemachten" Krebsfälle der Vergangenheit angehören, weil endlich nur noch mit biologischen Hormonen in der richtigen Dosierung therapiert wird.

17.14 Schwangerschaft

Eigentlich sollte die Schwangerschaft eine ganz besonders schöne Zeit sein. Ein gigantisches Maß an Progesteron-Ausschüttung sorgt nicht nur für das wachsende Baby, sondern auch für erfreuliche „Nebenwirkungen“ bei der Mutter. Haut und Haare sind schön wie nie zuvor, regelmäßige Kopfschmerzen sind weg, die Gefühle sind im Lot und die Welt sieht insgesamt einfach bunter aus. Fragen Sie mal Frauen, die Kinder geboren haben, wann sie während der Schwangerschaft die beste Zeit hatten, und sie werden fast übereinstimmend hören, dass dies auf die zweite Hälfte der Schwangerschaft zutrifft. Die Frauen berichten, dass sie Bäume hätten ausreißen können, die Stimmung so toll gewesen wäre und sie sich körperlich richtig gut gefühlt hätten. Kein Wunder, ist doch in dieser Zeit der Progesteronspiegel 20-mal höher als normal.

Doch bei vielen Frauen fängt die Schwangerschaft leider mit Übelkeit oder gar mit einem nicht enden wollenden Erbrechen an. Die Übelkeit in der Schwangerschaft kommt von zu hohen Östrogenwerten, die nicht durch genügend Progesteron ausgeglichen sind. Ist die Progesteron-Produktion in den ersten Wochen zu schwach, besteht Gefahr für das Baby. Während der ersten drei bis vier Monate ist die Produktion des Gelbkörpers an Progesteron oft noch nicht ausreichend, und erst wenn die Placenta genügend Progesteron produziert, geht es den Frauen wieder gut.

Daher ist es ratsam, vor einer geplanten Schwangerschaft für einen ausgeglichenen Hormonhaushalt zu sorgen. Dies gilt vor allem für diejenigen Frauen, die ihren Körper jahrelang durch die „Pille“ in einen unnatürlichen Hormonstatus versetzt haben. Auch bei bereits erlittenen Fehlgeburten und vergeblichem Kinderwunsch ist das naturidentische Progesteron das Mittel der Wahl, da die Plazenta erst ab dem vierten Monat genügend Progesteron herstellt, um die Schwangerschaft zu erhalten.

17.14.1 Unfruchtbarkeit

Progesteron kann bei manchen Fällen von Unfruchtbarkeit helfen, besonders wenn diese auf einen niedrigen Progesteronspiegel in der zweiten Zyklushälfte zurückzuführen sind. Wichtig ist in einem solchen Fall auch die Abklärung der Schilddrüsenfunktion.

Praxisbeispiel

Elisabeth, Mitte dreißig, wünschte sich seit etwa zwei Jahren ein Kind. Gynäkologisch war „alles in Ordnung", ebenso bei ihrem Mann. Doch es klappte einfach nicht, obwohl die Messung der Basaltemperatur zeigte, dass sie regelmäßig einen Eisprung bekam.

Nach sechs bis acht Wochen Therapie mit Progesteroncreme, beginnend ab der Zyklusmitte, beklagte sie sich darüber, dass sie seither gar keine Regelblutung mehr hätte. Ich empfahl ihr einen Schwangerschaftstest zu machen, der positiv ausfiel. Inzwischen hat sie eine gesunde Tochter geboren.

In diesem Fall unterstützte das Progesteron ganz klar die Einnistung des befruchteten Eies und die beginnende Schwangerschaft.

17.14.2 Wochenbettdepression

Eine ganz spezielle Variante hormoneller Krisen ist die Wochenbettdepression. Eigentlich müsste frau nach der Geburt der glücklichste Mensch auf der Welt sein. Der abrupte Abfall des Progesterons und manchmal auch eine Schilddrüsenschwäche können dafür verantwortlich sein, dass es ganz und gar nicht zu Glücksgefühlen, sondern im Gegenteil zu stark depressiven Gefühlen kommt. Statt Antidepressiva und Psychopharmaka ist es richtiger und bedeutend sinnvoller dem Körper das fehlende Hormon Progesteron in natürlicher Form zuzuführen, sodass das Hormongleichgewicht wiederhergestellt werden kann.

Es war die Ärztin Dr. Katharina Dalton, die im England der 1950er Jahre mit der Behandlung der Wochenbettdepressionen begann und über viele Jahrzehnte hinweg nicht nur gute Erfahrungen sammelte und veröffentlichte, sondern auch Ärzt/innen und Hebammen schulte, damit Mütter nach der Geburt nicht mehr in Depressionen verfallen müssen und womöglich mit völlig falschen Mitteln, wie Antidepressiva oder Östrogenen behandelt werden oder gar in der Psychiatrie landen. Von ihren vielen Büchern und Veröffentlichungen gibt es leider nur eines in deutscher Sprache: „Mütter nach der Geburt“. Sie schrieb viele Bücher und Artikel zu PMS und zu unerfülltem Kinderwunsch, die alle in englischer Sprache noch zu erhalten sind. (siehe Kapitel 5)

Praxisbeispiel

Anna Maria litt nach der Geburt ihres Kindes an massiven Depressionen. Sie landete in der Psychiatrischen Klinik und wurde ohne Erfolg mit Antidepressiva und Östrogenen behandelt. Ihre Mutter und ihr Mann kümmerten sich um das Neugeborene. Die ganze Familie war verzweifelt und bat mich um Rat. Ich empfahl ihnen das natürliche Progesteron und bat um eine Zusammenarbeit mit den behandelten Ärzten, die dazu jedoch nicht bereit waren. Die Mutter veranlasste einen Speicheltest, der den massiven Progesteronmangel zeigte, worauf sie ihrer Tochter ohne Wissen der Ärzte eine zehnprozentige Progesteroncreme gab.

Nach einigen langen Wochen wurde Anna Maria dann endlich aus der Klinik entlassen und konnte mithilfe des Hausarztes auch die Antidepressiva absetzen und ihr hormonelles Gleichgewicht wieder herstellen.

17.15 Übergewicht

„Man soll dem Leib etwas Gutes bieten, damit die Seele Lust hat darin zu wohnen."

WINSTON CHURCHILL

Übergewicht ist immer auch eine Dysbalance des Hormonsystems. Da ist erstens die Schilddrüse zu nennen, die bei Funktionsstörungen das Gewicht beeinflusst (siehe Kapitel 16.1.). Zweitens spielt oft Cortisol (siehe auch Kapitel 13.1) eine Rolle: Durch anhaltend hohen Stress entsteht immer eine Insulinresistenz, die zu vermehrter Fettansammlung in den Zellen führt. Drittens ist ein Ungleichgewicht der Geschlechtshormone Östradiol und Progesteron (siehe Kapitel 6.5) häufig am Übergewicht beteiligt und führt sowohl zu Fett- als auch zu Wassereinlagerungen vor allem an Bauch, Oberschenkeln und Po. Weiterhin greifen verschiedene Medikamente wie Antidepressiva, Diuretika, Betablocker oder Cholesterinsenker und natürlich „die Pille" oder künstliche Hormonersatzstoffe in den normalen Ablauf des Stoffwechsels ein und können ebenfalls zu Übergewicht führen.

17.15.1 Diäten – wirklich der richtige Weg?

„Abnehmen ist ganz einfach: Man darf nur Appetit auf Dinge bekommen, die man nicht mag.“

JANE RUSSELL, AMERIKANISCHE SCHAUSPIELERIN

Alle bekannten Diäten beruhen auf dem Prinzip, die Nahrungsaufnahme zu reduzieren und damit Kalorien einzusparen. Das erscheint logisch, doch genau die geringe Kalorienanzahl ist ein Problem. Denn unser Körper ist seit Urzeiten darauf programmiert, eine zu geringe Kalorienzufuhr als Hungersnot zu interpretieren, denn er weiß ja nicht, ob wir freiwillig oder unfreiwillig auf Essen verzichten. Er schaltet seinen Stoffwechsel also schnell auf Sparflamme und fährt seinen Verbrauch herunter, um möglichst lange mit dem geringen Nahrungsangebot und seinen bereits gespeicherten Fettreserven klarzukommen.

Wenn dann die Diät – für den Körper also die Hungersnot – beendet ist, behält der Körper noch eine Weile den reduzierten Stoffwechsel bei, denn er will seine Fettspeicher wieder auffüllen für die nächsten Hungerzeiten. Und schon ist er da, der allseits bekannte Jojo-Effekt, der uns nach einer mehr oder minder erfolgreichen Diät sofort wieder zunehmen lässt, womöglich wiegen wir gar in kurzer Zeit mehr als vorher. Und nach jeder Diät steigert sich dieser Effekt noch. Dieser Überlebensmechanismus ist bei Frauen noch stärker ausgeprägt als bei Männern. Vermutlich weil Frauen durch das Gebären und Stillen für das Überleben der Menschheit so wichtig sind, werden sie von der Natur auf diese Weise in besonderem Maße vor dem Verhungern geschützt.

Der einzig mögliche Weg, dem Jojo-Effekt zu entkommen, ist, die Qualität unserer Nahrung zu verändern. Wie man heute weiß, ist es nicht zielführend, einfach die Kalorienmenge zu reduzieren, man sollte möglichst nicht die Menge einschränken, sondern darauf achten, das Richtige zu essen: mehr Fisch und Hülsenfrüchte (also Eiweiß) und weniger Kohlenhydrate wie Weißmehl und Zucker. Hinzu kommt, dass man unbedingt für mehr Bewegung sorgen muss, die mehr Energie verbraucht und mehr Muskelmasse entstehen lässt. Und diese Muskelmasse hat generell eine höhere Stoffwechselaktivität, sodass sie dem Jojo-Effekt entgegenwirken kann. Im Kapitel 22.2 finden Sie noch mehr Informationen zur gesunden Ernährung.

Kapitel 18
Die Anwendung von natürlichen Hormonen

„Die beste Wirkungskraft verliert die Salbe,
die zu dick geschmiert.“

Eugen Roth

Voraussetzung für eine Therapie mit naturidentischen Hormonen ist immer ein Speicheltest, der sicher diagnostiziert, welche Hormone ausreichend und welche im Mangel vorliegen. Eine Anwendung von Hormonen ohne eine derartige vorherige Bestimmung ist wie Autofahren im dichten Nebel und kann schwerwiegende Folgen haben. Auch sollte die Therapie von Hormonmangelzuständen und Hormondysbalancen immer in erfahrenen Händen liegen. Kein Laie sollte versuchen, sich selbst zu therapieren, denn die Zusammenhänge in unserem Hormonsystem sind sehr komplex und benötigen eine feine Abstimmung, bei denen auch die Symptome richtig erfragt und gedeutet werden müssen.

Alle Steroidhormone sind aufgrund ihrer Molekülstruktur fettlöslich und hautgängig. Deshalb werden sie aus einer fetthaltigen Creme, die auf die Haut oder Schleimhaut aufgetragen wird, sehr gut aufgenommen. Sie gelangen in das darunter liegende Bindegewebe und von dort in den Blutkreislauf und zu allen Rezeptoren an den Zielzellen im Körper. Diese Art der Anwendung ist besonders schonend, da der Verdauungstrakt und die Leber als Stoffwechsel- und Entgiftungsstation umgangen werden und daher schon sehr geringe Hormonmengen ausreichend sind.

Natürliche Hormoncremes können auf eine ärztliche Verschreibung hin prinzipiell in jeder Apotheke hergestellt werden, wenn die Zutaten dort vorhanden sind, was nicht immer der Fall ist. In der Praxis sieht es daher meist so aus, dass sich einige Apotheken darauf spezialisiert haben, Hormoncremes nach individuellen Rezepten herzustellen. Der Preis einer solchen Creme liegt etwa zwischen 15 und 30 Euro – je nach Menge und Hormon.

Besonders gut aufgenommen werden die fettlöslichen Hormone aus der Creme an den dünneren und weicheren Hautstellen wie den Innenseiten der Unterarme und den Ellenbeugen. Die Anwendung ist aber auch an den Innenseiten der Schenkel, den Kniekehlen, Schienbeinen, Handgelenken, den Handinnenflächen oder den Fußsohlen, dem Gesicht, Dekolleté und dem Hals möglich. Die Brust sollte nicht direkt eingerieben werden, da die Brustwarzen auf Progesterongaben empfindlich reagieren, da sie viele entsprechende Rezeptoren besitzen.

Selbstverständlich gibt es auch andere Anwendungsformen von natürlichen Hormonen, zum Beispiel Tropfen, Kapseln oder Zäpfchen. Wer also nicht cremen mag, hat Alternativen. Es gibt inzwischen einige Apotheken, die Kapseln herstellen, die sich erst im Dünndarm auflösen. Eine Alternative sind auch Suppositorien, also Zäpfchen, die in Scheide oder Anus eingeführt werden, sodass die Hormone über die dortige Schleimhaut aufgenommen werden. Theoretisch kann dies auch mit Kapseln, wie es sie im Handel gibt, geschehen, nur sind dann die Dosierungen meist zu hoch. Wenn die Apotheke Kapseln selbst herstellt, kann die Dosierung für diese Anwendung entsprechend angepasst werden.

Naturidentische Hormone sollten so lange verabreicht werden, wie Beschwerden bestehen. Durch die Erfahrung der letzten Jahrzehnte wissen wir, dass sie unbedenklich auch über längere und lange Zeiträume genutzt werden können. Bei einer Daueranwendung ist es sinnvoll, einmal im Monat eine Pause von drei bis sieben Tagen einzulegen, egal ob es sich um Progesteron, Östrogen, DHEA oder Testosteron handelt. Die Hormonrezeptoren können sich in dieser Zeit erholen und sind nach der Pause wieder aufnahmefähiger.

Ein- bis zweimal pro Jahr sollte ein Speicheltest zur Kontrolle durchgeführt werden, um die Dosierung darauf neu abzustimmen. Es gibt für jeden Menschen individuell die genau richtige Menge und Dosierung. Wenn die Beschwerden unter Behandlung nachlassen oder ganz verschwunden sind, kann versucht werden, die Dosis zu verringern. Eine Ausnahme ist die Osteoporose: Hier ist eine Mindestmenge pro Tag über viele Jahre notwendig.

Die folgenden Empfehlungen basieren auf jahrelanger Erfahrung bei der Anwendung von Progesteron und anderen biologischen Hormonen und können als Richtlinien dienen.

18.1 Progesteron

18.1.1 Grundschema zur Cremedauernutzung im Zyklus von Frauen

Erste Woche – egal wie lange die Periodenblutung dauert: keine Creme anwenden.

Zweite Woche – etwa ab der zweiten Hälfte, sprich etwa am 10. bis 12. Zyklustag:

täglich zweimal 0,5 bis 1 cm bzw. eine linsen- bis erbsengroße Menge Creme einreiben.

Dritte Woche – täglich zweimal 1 bis 1,5 cm bzw. eine erbsen- bis haselnussgroße Menge nehmen.

Vierte Woche – bis gegen Ende, sprich etwa bis zum 28. Zyklustag: täglich zweimal 1 bis 2 cm bzw. zweimal eine haselnussgroße Menge Creme benutzen.

Bei den vorgeschlagenen Mengen handelt es sich um Durchschnittswerte, die individuell erheblich variieren können. Manche

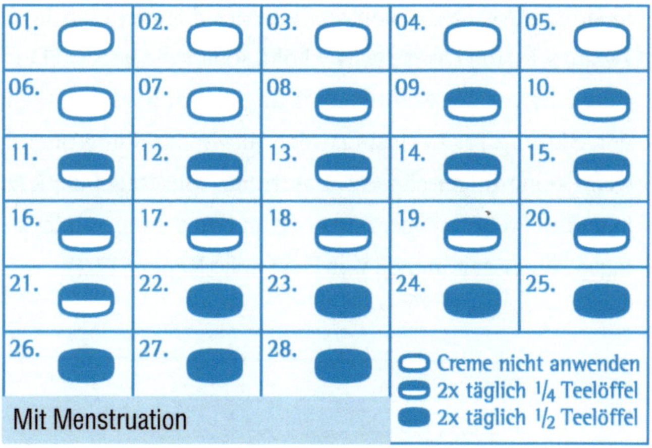

Prämenopause / Menopause mit Menstruation

Frauen brauchen sehr viel weniger, andere sehr viel mehr von der Progesteroncreme.
Der erste Tag der Regelblutung entspricht immer dem ersten Zyklustag.

Dosierung und Anwendung von Progesteroncreme bei PMS (prämenstruelles Syndrom)

Bei der Behandlung von PMS gibt es zwei Möglichkeiten der Anwendung von Progesteroncreme:

1.) Zehn Tage vor Beginn der nächsten erwarteten Blutung täglich zweimal 1 bis 2 cm beziehungsweise ein- bis zweimal eine haselnussgroße Menge Creme einreiben. Eventuell kann vier bis fünf Tage vor der Periode die Dosis nochmals gesteigert werden. Bei Eintritt der Regel sollte die Anwendung enden, es sei denn, es bestehen noch Beschwerden am ersten und zweiten Blutungstag, dann kann bis dahin die Progesteroncreme weiter genutzt, aber eventuell die Menge verringert werden.

2.) Die Behandlung kann auch am 14. Zyklustag mit einer sehr niedrigen Dosis begonnen werden. An jedem weiteren Tag des Zyklus wird die Dosis etwas erhöht, sodass die höchste Dosierung kurz vor der Menstruation angewandt wird. Bei Beginn der Blutung (1. Zyklustag) wird die Behandlung beendet, wenn keine Regelschmerzen auftreten. Bei Regelschmerzen kann die Progesteroncreme noch an den ersten zwei Zyklustagen weiter genommen werden. (siehe Kapitel 17.2)

Dosierung und Anwendung von Progesteroncreme, wenn kein Zyklus vorhanden ist

Ist kein Zyklus mehr vorhanden, sollte über eine Dauer von circa vier Wochen ein- bis zweimal täglich 1/4 bis 1/2 cm (beziehungsweise ein- bis zweimal eine etwa erbsengroße Menge) der Progesteroncreme eingerieben werden. Danach ist für zwei bis sieben Tage zu pausieren. Sollten während einer Creme-Pause Beschwerden auftreten, ist der Gewebespiegel noch zu niedrig und es empfiehlt sich, die Creme vorläufig durchgehend täglich zu nehmen. Wenn durch einen erneuten Speicheltest ein stabiler Progesteronspiegel nachgewiesen wird, kann erneut versucht werden, die beschriebenen Pausen bei der Behandlung mit der Creme einzulegen. Hilfreich ist es, die Pause am Anfang eines jeden Monats zu machen, da sie so auch nicht vergessen werden kann.

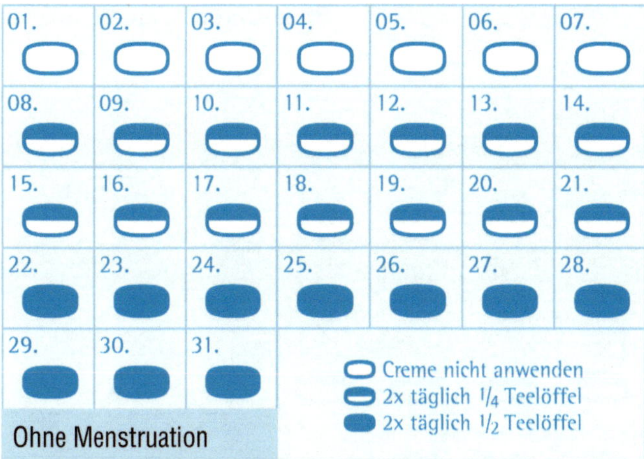

Menopause ohne Menstruation

Dosierung und Anwendung von Progesteroncreme bei Osteoporose

Eine Behandlung von Osteoporose mit Progesteroncreme bei Männern und Frauen braucht deutlich höhere Dosierungen als andere Beschwerden. Täglich sollte je nach Knochendichtebefund zwei- bis dreimal je 2 bis 5 cm, beziehungsweise je zwei- bis fünfmal eine haselnussgroße Menge der dreiprozentigen Progesteroncreme eingerieben werden oder eine entsprechende kleinere Menge einer Fünf-Prozent- bis Zehn-Prozent-Progesteroncreme benutzt und

Bei der äußerlichen Anwendung von Hormonen in Creme oder Gel wird das Hormon durch die Haut transportiert und zunächst vom Unterhaut-Fettgewebe aufgenommen, nur ein Teil wird direkt ans Blut weiter geleitet, um von dort aus zu den Zielorganen zu gelangen. Es dauert etwa zwei bis drei Monate bis die Speicher im Fettgewebe soweit aufgefüllt sind, dass vermehrt Hormone, z.B. Progesteron, ans Blut abgegeben werden. Das ist der Grund, weshalb nach dieser Zeit sehr häufig die Dosis gesenkt werden muss.

Die Wirkung der Progesteron-Anwendung wird also nach zwei bis drei Monaten erheblich stärker als zuvor.

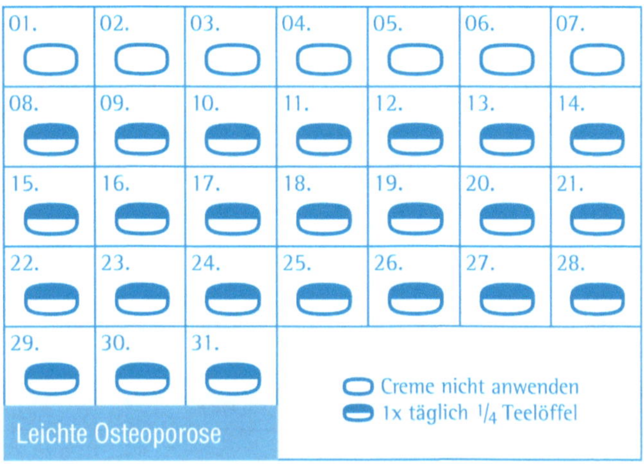

Anwendung bei leichter Osteoporose

zusätzlich durch verschiedene Mineralien, Vitamine und Spurenelemente ergänzt werden. (siehe Kapitel 16.10)

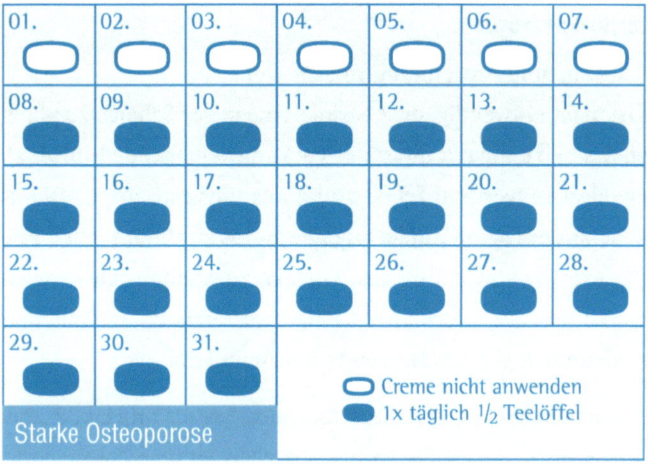

Anwendung bei starker Osteoporose

18.2 Östrogene

18.2.1 Östriol / Estriol

Östriol/Estriol ist das Östrogen, das zur Gesunderhaltung aller Schleimhäute im Körper bei Frauen und Männern notwendig ist: Augen, Nase, Ohren, Mund und Rachen, der gesamte Magen und der Darmbereich können von Gaben dieses natürlichen Hormons profitieren. Bei Frauen hat es einen sehr großen Einfluss auf die Zellen in der Scheide (Vagina) und kann daher gegen Trockenheit im Scheidenbereich gegeben werden, ohne dass ein nachteiliger Effekt für Brüste oder Gebärmutter zu befürchten ist. Gute Ergebnisse erzielt dieses natürliche Hormon auch bei einer Reizblase oder bei Blasenschwäche. Erstaunliche Wirkungen zeigt Östriol auch bei Gebärmuttervorfall und Hitzewallungen.

Eine Hormontestung ist bei Östriol ausnahmsweise nicht nötig, denn die entsprechenden Schleimhaut-Beschwerden zeigen den Bedarf deutlich an und es kann bei üblicher Anwendung nicht überdosiert werden.

Dosierung und Anwendung von Östriol

Es ist nicht notwendig, die Östriolcreme in der Scheide zu platzieren, deshalb kann der meist der Packung beiliegende Einführstab weggelassen werden. Es ist völlig ausreichend, die Creme auf die Scheidenregion aufzutragen, ein- bis zweimal täglich einen Salbenstrang von 1 bis 2 cm. Dies ist zusammen mit Progesteroncreme in den allermeisten Fällen ausreichend, um alle damit zusammenhängenden Beschwerden zu lindern.

Östriolcreme gibt es unter verschiedenen Namen im Handel. Allen gemeinsam ist ein Beipackzettel, der völlig zu Unrecht suggeriert, dass es sich nicht um Östriol, sondern um Östradiol handelt, das am stärksten wirksame Östrogen, und dass dieses Produkt dementsprechend angeblich auch zu Krebs führen könne. Beides ist schlicht falsch. Diese Beipackzettel dienen der weiteren Verwirrung der Patientinnen und auch der behandelnden Ärzte und Ärztinnen.

18.2.2 Östradiol

In seltenen Fällen und bei sehr zierlichen Frauen ist die Gabe von Östrogen in Form von Östradiol notwendig. Nach langjährigen Erfahrungswerten sollte das Verhältnis von Östradiol zu Progesteron mindestens auf 1 : 100 bis 1 : 300 (nach Dr. John R. Lee) und darüber eingestellt werden, was heißt, dass es sehr wichtig ist, das stark wirkende Östradiol durch genügend Progesteron auszugleichen.

Dosierung und Anwendung von Östradiol

Östradiol als Creme oder Gel sollte täglich auf dünne, weiche Hautstellen aufgetragen werden. Da Progesteron zusätzlich gebraucht wird, ist auch eine Mischcreme im Verhältnis 1 : 100 (Östradiol 0,03 g oder weniger zu Progesteron 3,0 g in 100,0 g Creme) empfehlenswert, die von der Apotheke hergestellt wird und bei Bedarf auch höhere oder niedrigere Östradiolkonzentrationen enthalten kann.

Schwierig gestaltet sich meist die Umstellung bei Frauen von der schulmedizinischen Hormonersatztherapie mit meist überdosierten, künstlichen, körperfremden Hormonen auf eine Therapie mit bioidentischen Hormonen. Hier muss zuerst die bisherige Medikamentendosis auf die Hälfte gesenkt und die Behandlung mit natürlichem Progesteron parallel begonnen werden, da sich eventuelle Beschwerden sonst erheblich verstärken können. Alle zwei bis vier Monate sollte die Dosis der körperfremden Stoffe dann weiter gesenkt werden. Durch wiederholte Speicheltests wird im Verlauf der Umstellung häufiger kontrolliert und die Gaben bioidentischer Hormone daraufhin abgestimmt, wobei dieser Prozess durchaus monatelang dauern kann. Eine relativ neue Möglichkeit ist die Behandlung mit Tautopathie (s. S. 165).

18.2.3 DHEA

Man kann DHEA therapeutisch einsetzen, wenn dessen Wert im Speicheltest als deutlich erniedrigt bestimmt wurde und mindestens eines der folgenden Symptome vorliegt: Erschöpfungssyndrom, Müdigkeit und Energieverlust, Konzentrationsstörungen, Libido und/oder Potenzverlust.

Dosierung und Anwendung DHEA

Bei Frauen sind maximal 25 mg täglich als Kapsel, Creme oder Tropfen möglich. Bei längerer Anwendung sind 5 bis 10 mg pro Tag meist ausreichend. Bei zu hoher Dosierung ist eines der ersten Anzeichen der Überdosierung, dass die Haare plötzlich sehr schnell fettig werden. Dann bitte mit der Einnahme pausieren, bis der Gewebespiegel sinkt, und einen Speicheltest zur Überprüfung machen.

Männer können 50 bis 100 mg pro Tag problemlos vertragen, ist es doch die Vorstufe ihres männlichen Testosterons. Doch auch hier gilt: Nur behandeln, wenn Bedarf besteht, sprich Beschwerden vorhanden sind, nach vorherigem Speicheltest und immer individuell auf die Beschwerden abgestimmt.

18.2.4 Testosteron

Auch bei Männern ist es oft sinnvoller, mit den Vorstufen der Hormonsynthese zu therapieren. So ist es empfehlenswert, bei Testosteronbedarf die Gabe der Vorstufen Progesteron und DHEA zu geben, da diese selbst wichtige Hormonfunktionen erfüllen. Bei Therapie mit „Endstufen" des Hormonstoffwechsels, wie dem Testosteron, kann sich schnell ein ungünstiges Ungleichgewicht einstellen. Bei nachgewiesenem größerem Mangel ist für einen überschaubaren Zeitraum auch die tägliche Gabe von Testosteron als Gel (Mengen individuell abgestimmt) möglich und sinnvoll. Regelmäßige Überprüfungen durch einen Speicheltest sind auch hier nötig.

Nicht nur während einer Testosterontherapie stellt Zink eine wichtige Ergänzung für die Prostata dar. Zink kann die Umwandlung des Testosterons in Östrogene verhindern.

Sport kann bei beiden Geschlechtern den Testosteronwert auf natürliche Weise erhöhen.

Ein wichtiger Hinweis

Frauen sollten Testosteron und DHEA nicht gleichzeitig verabreicht bekommen, weder als Creme noch zur Einnahme.
In homöopathischer Form ist es allerdings möglich.

18.2.5 Cortisol

Wenn mit Cortisol behandelt werden muss, sollte immer das bioidentische Hydrocortison verwendet werden. Es gibt auch einige pflanzliche und homöopathische Mittel, die die Nebennieren stimulieren und meist ausreichend sind.

Kapitel 19
Homöopathie

„Der ist ein Arzt, der das Unsichtbare weiß,
das keinen Namen hat, keine Materie
und doch seine Wirkung."

PHILIPPUS AUREOLUS THEOPHRASTUS PARACELSUS

„Die Homöotherapie ist eine Heilkunde, die sanft, schnell, gewiss und dauerhaft zu heilen vermag, wenn sie richtig angewandt wird", so sagte es ihr Begründer Samuel Hahnemann. Dabei ging es ihm um eine Sichtweise die den ganzen Menschen heilen und nicht nur einzelne Krankheitssymptome bekämpfen sollte.

Bereits 1796 hatte er die Theorie aufgestellt, dass bei der zu heilenden Krankheit jene Arznei zu verabreichen sei, die eine ähnliche Krankheit am Gesunden zu erregen vermag. Dieses Simile-Prinzip (Ähnlichkeitsgesetz) stellt eine Regel dar, die in vielen Bereichen der belebten Natur anzutreffen ist und der Erhaltung des Gleichgewichtes im Organismus dient. Es wurde von Hippokrates, dem „Urvater der Medizin" (460-375 v. Chr.) erstmals als *similia similibus curentur* formuliert (Ähnliches wird mit Ähnlichem geheilt).

Hahnemann hatte sich schon früh die Frage gestellt, was „Leben" eigentlich ist, und dass das Leben nur an seinen äußeren, mit den Sinnen wahrnehmbaren Erscheinungen erkannt werden kann. Dahinter wirkt jedoch eine ganz andere, übergeordnete

Kraft. Hahnemann nannte jenes dahinter liegende „Steuerungszentrum des Menschen“ die „Lebenskraft“, vergleichbar mit dem „Chi“ der Chinesen und dem „Prana“ der Inder. Bei einem gesunden Menschen bestehe ein Gleichgewicht und eine Ausgewogenheit der Lebenskraft, demzufolge seien auch alle Abwehrmechanismen des Körpers intakt. Viren, Bakterien und andere Erreger hätten kein Terrain, um sich dauerhaft niederzulassen.

Komme es zu Ausfällen und Fehlfunktionen der Lebenskraft, entstünde Krankheit. HomöopathInnen wollen daher bei Krankheit dieses Gleichgewicht wiederherstellen. Sie suchen nach der zentralen Störung, um sie zu korrigieren. Dafür erfragen sie die Symptome, Eigenheiten und Einflüsse des hilfesuchenden Menschen, denn die weisen den Weg zum richtigen Heilmittel. Die Wirkweise homöopathischer Arzneimittel führte Hahnemann auf eine in den Arzneistoffen latent vorhandene „Arzneikraft“ zurück, die durch das Verfahren der Potenzierung erst so richtig aktiviert wird (s. Kasten S. 160/161).

Gerade in hormonellen Wandlungsphasen wie Pubertät, Schwangerschaft, Stillzeit und Wochenbett, Menstruations- und Wechseljahrsbeschwerden bei Frau und Mann mit all den seelischen und körperlichen Belastungen, kann die Homöopathie durch die richtige Wahl des Simile helfen und darüber hinaus bei chronischen Krankheiten eine dauerhafte Heilung bewirken.

Auf der folgenden Seite ein Beispiel, wie mit der richtigen Wahl des Simile dramatische Verbesserungen bei hormonbedingten Symptomen erzielt werden können.

Gisela, 46 Jahre

Gisela ist eine Karrierefrau, die zwei Kinder im Teenageralter hat und ganz in ihrem Beruf aufgeht. Sie berichtet, dass all ihre gesundheitlichen Probleme irgendwie mit Hormonen im Zusammenhang stehen. Das begann schon mit Beginn ihrer Periode im Alter von elf Jahren. Die Periode dauerte bis zu neun Tagen und kam dann viel zu früh wieder. Erst mit 18 und durch die Einnahme der Pille hatte sie scheinbar einen normalen Zyklus. Obwohl sie sich freute, schwanger zu werden, waren beide Schwangerschaften eine große Herausforderung für sie. Sie beschrieb sie als eine der schlimmsten Erfahrungen in ihrem Leben. Die Symptome reichten von ständiger Übelkeit, Gelenkschmerzen und Alpträumen bis hin zu Depressionen. Nach der Geburt war wie durch ein Wunder alles wieder normal.

Mit vierzig ließ sie sich scheiden und kurz danach begannen, viel zu früh, die Wechseljahre. Die hormonellen Probleme kamen mit voller Wucht zurück. Sie litt unter enormen Stimmungsschwankungen, fühlte sich emotional überfordert und reagierte mit Gleichgültigkeit und Rückzug. Die Depressionen und die Alpträume kamen auch wieder. Zudem hatte sie ständige Hitzewallungen und so starke Rückenschmerzen, dass sie sich nicht mal mehr im Bett umdrehen konnte. Morgens war sie ganz steif. Nachts hatte sie, bedingt durch ihr Asthma, ständige Hustenanfälle. Tagsüber fühlte sie sich erschöpft und leer, sie litt unter Konzentrationsstörungen und vergaß viele Dinge. Und als ob das nicht schon genug wäre, nahm sie auch noch 20 Kilo zu. Obwohl sie gut verdiente, machte sie sich ständig Sorgen ums Geld und ihre Angst war groß, in Armut zu enden. Selbst kleinste Auslöser machten sie reizbar und wütend, weil nichts mehr wie vorher war. Ihre Familie und Freunde reagierten auf all das mit Unverständnis und Rückzug, was sie nur noch wütender machte.

Nach einer einer ausführlichen Anamnese, bekam Gisela Sepia in einer C200 verabreicht.

Die Veränderungen, die nach der Einnahme des Mittels eintraten, waren bemerkenswert. Die Hitzewallungen, die Rückenschmerzen und die morgendliche Steifheit besserten sich rasch nach der Einnahme von Sepia. Sie konnte wieder schlafen und brachte sogar wieder die Energie auf, Sport zu treiben und sich mehr zu bewegen. Die Depressionen und die Alpträume verschwanden schon nach kurzer Zeit. Gisela berichtete, dass sie wieder mehr Wert auf ihr Äußeres legte und sich wieder mehr als Frau fühlte. Auch eine Diät wollte sie nun angehen. Nach rund vier Monaten und zwei weiteren Gaben von Sepia fühlte sie sich in ihrem Leben wieder angekommen.

In der Behandlung der natürlichen Hormontherapie gibt es neben bioidentischen Hormonen, homöopathisch potenzierte Globuli oder Cremes, die klassische Homöopathie, Phytohormone (Mönchspfeffer, Yamswurzel, Sägepalmenbeere, Frauenmantel etc.) sowie spezielle orthomolekulare Substanzen, wie Zink und Omega-3-Fettsäuren, die die Hormonbildung unterstützen.

Homöopathische Hormone

Seit einigen Jahren finden homöopathisch potenzierte Hormone in Form von Globuli oder Cremes immer mehr Verbreitung. Durch homöopathisch aufbereitete Hormone kann eine sanfte Stimulation der Hormondrüsen erreicht werden. Es handelt sich dabei weder um Homöopathie im eigentlichen Sinne, noch um Phytotherapie. Man könnte sagen, dass diese Form der Anwendung irgendwo dazwischen liegt, nicht mehr nur Materie, aber auch noch nicht reine Energie bzw. Information.

Da Hormone in Picogramm (= pg ; ein Picogramm ist ein billionstel Gramm) gemessen werden, kann man sich gut vorstellen, welch unvorstellbar kleine Mengen zur Ergänzung, bzw. Therapie benötigt werden. Dies mag auch erklären, weshalb eine niedrig potenzierte D4, in der noch ein wenig Substanz eines Hormons vorhanden ist, eine gute Wirkung bei vielerlei hormonbedingter Beschwerden bringt. Die Wirkung beruht auf einer sanften Ergänzung sowie Regulierung des körpereigenen Hormonsystems in Richtung „Normalität". In der Praxis haben sich Globuli und Cremes in der D4 bewährt.

Homöopathisch potenzierte Hormone sind zwar apotheken-, aber nicht verschreibungspflichtig. Sie können also auch von HeilpraktikerInnen in ihrer Praxisarbeit angewendet werden.

Potenzieren – Durch verdünnen die Kräfte entfalten

Wie oben schon erwähnt, ist die Anwendung von niedrig potenzierten Mitteln keine Homöopathie im klassischen Sinne, sie hat jedoch durchaus eine Berechtigung bei akuten Beschwerden oder aber, wenn ein stofflicher Anteil bewusst gewünscht wird, wie dies bei natürlichen Hormonen der Fall ist. Ein weiterer Anlass für den Einsatz von niedrigen Potenzen besteht in der isolierten Behandlung eines Organs.

Um eine wirksame homöopathische Arznei zu erhalten, muss der Ausgangsstoff (Mineralien, Pflanzen, Metalle oder Stoffe von Tieren oder Menschen) „potenziert" oder „dynamisiert" werden. Diese Begriffe beschreiben eine spezielle Form des Verdünnens.

Werden nur wenige Potenzierungsschritte gemacht, erhält man eine Niedrigpotenz (meist ab D4 bis D12), in der das Ausgangsmittel noch stofflich nachweisbar ist. Solche Potenzen werden von Homöopathen gerne gegen akute Beschwerden eingesetzt, beispielsweise bei Erkältungen.

Mittlere Potenzen (D13 bis D30) wirken sowohl energetisch als auch körperlich. Sie enthalten nur noch sehr wenig bis gar keine stofflichen

Anteile des Ausgangsstoffs mehr. Ab einer Potenz von D23 ist kein Molekül der Ausgangssubstanz mehr nachweisbar. Das Mittel hat jedoch durch das Potenzieren die energetischen Schwingungen der Substanz aufgenommen. Und nun kommt das Paradoxe: Je höher die Potenz, sprich, je weniger also vom Ausgangsstoff vorhanden ist, desto stärker, dynamischer ist die Kraft und die Wirkung einer homöopathischen Arznei. Es liegt auf der Hand, dass ein so ungewöhnliches Prinzip viel Raum für Kritik bietet.

Klassische Homöopathen arbeiten meist mit noch deutlich stärker potenzierten Arzneien, den sogenannten Hochpotenzen (ab D30 und höher, z. B. C200, C1000 oder Q-oder LM-Potenzen). Diese eignen sich zur Behandlung von chronischen Krankheiten und geistigen Zuständen. Sie wirken sowohl auf der körperlichen als auch auf der geistigen Ebene. Hierbei ist die Wahl des richtigen Simile entscheidend.

Wer schon einmal von einem Homöopathen ein Heilmittel in einer Hochpotenz erhalten hat, weiß, wie schnell und durchgreifend ein gut gewähltes Simile wirkt. Die Behandlung mit Hochpotenzen gehört deshalb unbedingt in die Hand eines erfahrenen Homöopathen.

Richtlinie wie man homöopathische Mittel in den verschiedenen Potenzen nach Absprache mit einem Homöopathen anwendet:

- Bis zur Potenz D6 oder C6 kann man sie 3 x täglich für einen kurzen Zeitraum einnehmen
- Bis zur Potenz D15 oder C15 2 x täglich
- LM-Potenzen 3 x wöchentlich

Hohe Potenzen wie eine C200 oder eine D200 und höher sollten erst dann wiederholt werden, wenn die Wirkung verbraucht ist, das kann nach 4 Wochen oder auch später sein.

Homöopathische Arzneimittel werden auch heute noch in aufwändiger Handarbeit und streng nach dem homöopathischen Arzneibuch von Samuel Hahnemann hergestellt, um eine gleichbleibende Qualität und eine gesicherte Wirkung zu gewährleisten.

Die meisten AnwenderInnen verwenden Globuli oder in der Hormontherapie auch Cremes. Die flüssige Form findet Anwendung bei LM- oder Q-Potenzen. Für die Globuli spricht, dass die Aufnahme der Hormone bzw. der Information über die Mundschleimhaut erfolgt, da die Globuli im Mund verbleiben, bis sie sich aufgelöst haben, und dadurch ein direkter Übergang ins Blut und Gewebe erfolgt. Die Cremeform hat die besondere Eigenschaft, dass das Hormon direkt über die Haut in den Körper gelangt und der Umweg über den Verdauungstrakt Mund und Magen vermieden wird.

Eine Dosierungsempfehlung für homöopathisch potenzierte Hormone könnte folgendermaßen aussehen: Ein- oder zweimalige Anwendung pro Tag, z.B. morgens nüchtern und nachmittags je 5 Globuli oder 1 Hub Creme aus dem Cremespender. Die Anwendung erfolgt also nicht so häufig wie bei einer akuten Behandlung mit niedrig potenzierten Mitteln. Allerdings ist die Dosierungsempfehlung des Therapeuten immer vorrangig. Bei der Anwendung von homöopathischen Hormonen muss im Gegensatz zu stofflichen Präparaten nicht auf den Zyklus der Frau geachtet werden.

Da meistens mehrere Hormone ergänzt werden müssen, ist es üblich, verschiedene homöopathische Hormone gleichzeitig anzuwenden. Melatonin sollte nur abends kurz vor dem Einschlafen genommen werden. Bei den homöopathischen Hormoncremes gilt das gleiche Anwendungsschema wie für bioidentische Hormone.

Die Erfahrung der letzten Jahre hat gezeigt, dass die Behandlung teilweise viele Monate benötigt, um nachhaltige Erfolge zu erzielen. Das liegt sicher auch daran, dass die Hormonstörungen häufig schon monatelang oder jahrelang bestehen und der Organismus einfach längere Zeit für die Regulierung benötigt.

Die gängigsten homöopathisch potenzierte Hormone sind: Cortisol, Östriol, Östradiol, Testosteron, DHEA, Progesteron, Melatonin, aber auch Komplexmittel wie Phyto C, Pytho L, Phytocortal N.

Hier nun zwei Praxisbeispiele, wie man mit einer niedrigen Potenz auf ein Organgeschehen einwirken kann:

- **Angela,** 32 Jahre

Angela kam eigentlich wegen chronischer Kopfschmerzen in die homöopathische Praxis. Ein paar Tage nach dem Erstgespräch erschien sie dann erneut und erzählte, dass sie beim Frauenarzt gewesen sei und dieser hatte ein etwa mandarinengroßes Fibrom (eine bindegewebige Verwachsung) im rechten Eierstock festgestellt und zur Operation in nur drei bis vier Wochen geraten. Davor hatte sie heftige Angst. In einem ähnlichen Fall verabreichte Dr. Burnett, ein englischer Homöopath des letzten Jahrhunderts, das Mittel Fraxinus americana (amerikanische Weißesche) und heilte damals einen bindegewebigen Uterustumor – ein Myom.

Auch Angela bekam dieses Mittel in der Potenz D3. Nach einem Monat kam sie wieder und erzählte, dass sie, wie vereinbart, bei ihrem Frauenarzt war. Er untersuchte erst den rechten, dann den linken Eierstock und fragte schließlich völlig perplex, was sie denn gemacht hätte, er könne nichts mehr finden.

Sie erzählte ihm, dass sie bei einer Homöopathin gewesen war. Er fragte nach dem Namen und dann „welches Mittel?" Er war wohl ziemlich erstaunt.

- **Maren** leidet unter einer Autoimmunhepatitis, Rheuma, Osteoporose und Morbus Basedow. Diese Erkrankungen alleine schränken das Wohlbefinden schon stark ein, aber richtig schlimm wurde es vor drei Jahren, kurz nachdem der Arzt die Schilddrüsenmedikamente erhöht hat. Plötzlich begannen Panikattacken. Dabei stieg der Blutdruck derartig, dass Maren mehrfach vom Notarzt in die Klinik eingewiesen wurde. Dort wurde aber keine Ursache festgestellt. Dann wurde sie stationär in einer psychosomatischen Klinik aufgenommen. Das hatte auch nicht den gewünschten Erfolg.

Ihre Heilpraktikerin hat ihr dann nach einem Hormonspeicheltest die fehlenden Hormone als homöopathische Hormoncreme in der D4 gegeben. In ihrem Fall waren das Östradiol und Progesteron. Dazu hat sie Maren noch ein Mittel für die Symptome ihrer Überfunktion der Schilddrüse verabreicht: Lycopus europaeus Urtinktur (Wolfstrapp).

Anmerkung: Das homöopathische Mittel Lycopus virginicus oder Lycopus europaeus (Wolfstrapp) wirkt bei nervösen Herzerkrankungen, Herzschwäche mit heftigem Pochen, Morbus Basedow, Schilddrüsenüberfunktion mit Symptomen wie beschleunigter Puls, inneres Zittern, Angst- und Panikzuständen. Auch bei Symptomen der Wechseljahre ist es hilfreich. Als Standarddosis kann man es dreimal täglich fünf Globuli in der Potenz D6 oder auch als Urtinktur in Tropfenform nehmen. Interessant ist, dass Lycopus lucidus in der chinesischen Medizin seit mehr als zweitausend Jahren gegen Menstruationsbeschwerden und Harninkontinenz angewendet wird.

Für die Leber gab sie Hechocur, eine synergistische Kombination von homöopathischen und spagyrischen Inhaltsstoffen zur Anregung der Leber- und Gallenfunktion, das darüberhinaus dem Körper hilft, die Giftstoffe zur Ausleitung zu bringen.

Nach kurzer Zeit hatte sich das Thema Panik für Maren erledigt und auch sonst fühlte sie sich viel besser. Durch diese Behandlung wurde Maren wieder leistungsfähig und konnte ihre Berufstätigkeit wieder aufnehmen.

19.1 Tautopathie, eine neue Form der Homöopathie?

Tautopathie ist eine Methode, mit der man anhaltende und belastende Nebenwirkungen von Medikamenten heilen bzw. aufheben kann. Diesen spannenden Bereich der Homöopathie nennt man Tautopathie (Tauto=auf dieselbe Weise). Bei dieser Behandlungsmethode wird das Medikament, welches die Beschwerden verursacht hat, in potenzierter Form verabreicht. Im eigentlichen Sinn handelt es sich hier um Isopathie: Gleiches mit Gleichem. Treten beispielsweise durch die Einnahme der Pille bei Patientinnen unerwünschte Nebenwirkungen auf, kann die Gabe von genau dieser Pillenart in potenzierter Form die Symptome beseitigen.

Es gibt spezielle Apotheken, die tautopathische Mittel nach Wunsch herstellen.

Beispiel:

Hat ein Patient Nebenwirkungen infolge längerer Anwendung von Cortison mit Symptomen wie Mondgesicht, Gewichtszunahme besonders um die Körpermitte, Stiernacken und Bluthochdruck, kann homöopathisch potenziertes Cortison (Cortisonum) in der C30 oder C200 diese Nebenwirkungen zum Großteil aufheben.

Hahnemann erkannte schon vor mehr als 200 Jahren die schädliche Wirkung von künstlichen Arzneien. Er schreibt in seinem Organon *Hahnemann's Grundlagenwerk der Homöopathie* §74 dazu folgendes:

„Zu den chronischen Krankheiten müssen wir noch die allopathisch erkünstelten rechnen, welche aus dem anhaltenden Gebrauch heftiger Arzneien in großen und gesteigerten Dosierungen und den Missbrauch von schädlichen Substanzen wie Quecksilbersublimat, jahrelange Abführmittel, etc. herrührt."

Hier ein Beispiel einer solchen „Arzneikrankheit“:

Birgit, 58 Jahre

Birgit kommt wegen starker Wechseljahrbeschwerden in die Praxis. Sie klagt über Hitzewallungen, depressive Verstimmungen, Schlaflosigkeit. Dabei ist sie antriebslos, ständig müde und wegen ihrer hoffnungslosen Lage weint sie oft. Dazu kommt, dass sie in den letzten fünf Jahren fünfundzwanzig Kilo zugenommen hat.

Aber am Schlimmsten sind ihre migräneartigen starken Kopfschmerzen, die sie seit viereinhalb Jahren hat und zwar zwei bis drei Mal die Woche. Sie kann sie nur aushalten, wenn sie in einem abgedunkelten Zimmer liegt. Weiter berichtet sie, dass sie seit fünf Jahren Presomen wegen ihrer starken Wechseljahrsbeschwerden nimmt. (Presomen ist ein künstliches Östrogenpräparat, hergestellt aus dem Urin trächtiger Stuten!). Die letzte Menses hatte sie mit 52 Jahren.

Das Ergebnis des Hormonspeicheltests zeigt einen viel zu hohen Östradiolwert und im Verhältnis dazu zu niedrige Progesteronwerte. Der gemessene DHEA-Wert war an der unteren Grenze.

In der Behandlung wurde daraufhin Presomen abgesetzt und potenziertes Presomen (tautopathisch) in der C200 einmal pro Woche für vier Wochen, drei mal täglich verschüttelt in einem Glas Wasser, gegeben. Zusätzlich eine 3%ige Progesteroncreme, einmal täglich eine haselnussgroße Menge und DHEA in der D4 als Globuli, zweimal täglich fünf Globuli.

Nach einem Monat wurde das potenzierte Presomen abgesetzt. Die Patientin reagierte nun viel zuversichtlicher und weinte kaum noch. Die Kopfschmerzen haben sich enorm gebessert, statt zwei- bis dreimal mal die Woche, nur noch zwei- bis dreimal im Monat. Im weiteren Verlauf hat die Patientin an Gewicht verloren.

Bewährte Indikationen:

Folgende Beispiele zeigen, dass es in der Homöopathie auch sogenannte „Bewährte Indikationen" gibt, die aus der langen homöopathischen Arbeit vieler HomöopathInnen zusammengetragen wurden, sich also in der Praxis bewährt haben.

Beispiel: Das homöopathische Mittel Thyreoidinum hat sich bewährt, wenn in der Anamnese folgende Symptome zu finden sind:

- Schilddrüsenerkrankungen
- Akute, drohende Gestose oder Folgen von Toxämie, wie Gestose
- Abort oder Frühwehen in der Vorgeschichte

Anwendung: Thyreoidinum C30-C200 (Wasserglasmethode, s.u.)

Weitere bewährte Indikationen:

- Sterilität: Folliculinum C200
- Blockierte Hormonrezeptoren als Folge von HET, Pille, Pille danach, 3-Monatsspritze oder Hormonspirale: Folliculinum oder auch Aristolochia clematis C30-C200
- Fehlende Periode als Folge der „Pille danach": Folliculinum C200
- Chronisches Erbrechen in der Schwangerschaft: Follicullinum C 200
- Zystitis in der Schwangerschaft: Aristolochia clematis C30-C200
- Gefahr von Abort: Kalium carbonicum
- Brusttumor nach Schlag: Arnika, Bellis perennis, Conium
- Hypophysenadenom: Prolaktinom, Agnus castus (Mönchspfeffer)
- Frühstadium der Prostathypertrophie: Sabal serulata (Sägepalme)
- Mastitis beim Stillen: Phytolacca
- Mangelhafte Milchbildung: Agnus castus (Mönchspfeffer)
- Schwangerschaftsdepression nach der Geburt: Progesteronum
- Schiddrüsenprobleme nach Hormongabe: Aristolochia clematis
- Blasenentzündung immer nach dem Koitus: Staphisagria C200

Anwendung: Wasserglasmethode: Lösen Sie eine Gabe einer C30 oder C200 (3-5 Globuli) in ca. 200 ml Wasser auf, verrühren Sie das

Wasser mit dem Mittel kräftig vor jeder Einnahme mit einem Plastiklöffel (kein Metall). Nehmen Sie einmal wöchentlich dreimal über den Tag verteilt einen kleinen Schluck und das für vier Wochen. Also nur einmal an einem festen Wochentag einnehmen!

Kapitel 20
Phytohormone

„Die Dosis macht das Gift."

PARACELSUS

Viele Pflanzen haben Inhaltsstoffe, die die Hormonproduktion beeinflussen können. Das kann in manchen Fällen positiv sein, wie z.B. die Gabe von Agnus castus bei Progesteronmangel, in anderen aber auch kontraproduktiv, z.B. die unkritische Gabe von unfermentiertem Soja oder von Rotklee.

Bei den allseits als wirksam gegen Wechseljahrsbeschwerden beworbenen Phytoöstrogenen – ob aus Soja, Rotklee oder anderen Pflanzen – handelt es sich für uns Menschen immer um Xenoöstrogene, das heißt, sie haben einen natürlichen, pflanzlichen Ursprung, sind unserem Hormonsystem jedoch genauso fremd wie die synthetischen Nachbildungen der Pharmaindustrie.

So besetzen z.B. die Substanzen mit überwiegend östrogenartiger Wirkung die Rezeptoren für Östrogene, haben aber nur eine verminderte östrogenartige Wirkung, was fallweise natürlich durchaus erwünscht sein kann.

Speziell Soja und Sojaprodukte können außerdem den Schilddrüsenstoffwechsel stören und die Produktion des aktiveren Schilddrüsenhormons T3 verhindern. Sie greifen außerdem auch hemmend in den Hormonregelkreis ein und sie können die Aufnahme der Mineralstoffe Calcium, Magnesium, Eisen und Zink und von Vitamin B_{12} im Darm behindern. Mit der

Ausnahme von fermentiertem Soja, das diese unerwünschte Wirkung nicht hat.

Neuere Studien zeigen auch unerwünschte Östrogenwirkungen von Soja- und Rotkleeprodukten, z.B. nach Brustkrebs.

Pflanzliche Mittel sind also aus vielerlei Gründen nicht in jedem Fall zu empfehlen, andererseits haben sie natürlich durchaus ihre Berechtigung zur Therapie. Sie sind aber, entgegen der landläufigen Meinung, keinesfalls „harmlos“, weil pflanzlichen Ursprungs!

Zur sanften Regulierung des Hormonspiegels haben sich außer den pflanzlichen Reinsubstanzen und homöopathischen Verdünnungen auch kombinierte Pflanzenmischungen, sogenannte Komplexmittel bewährt. Einige dieser Phytohormone wirken speziell auf die Gruppe der Östrogene, andere haben Progesteron fördernde Wirkung, andere fördern Testosteron, DHEA, Cortisol oder wirken auf die Produktion der Nebennieren, wieder andere wirken zentral auf die Hirnanhangdrüse, die Hypophyse, und unterstützen so die Hormonbildung im Ganzen.

Da aber alle Hormone bei beiden Geschlechtern vorkommen – wenn auch in unterschiedlicher Konzentration –, sind die meisten sogenannten Phytohormone sowohl für Frauen als auch für Männer geeignet.

Sehen wir sie uns mal genauer an. Da sind erst mal die beiden am häufigsten verwendeten Substanzen:

Cimicifuga – die Traubensilberkerze / Östradiolmangel

In zahlreichen klinischen Studien konnten positive Effekte bei einem Östrogenmangel (Östradiolmangel) nachgewiesen werden, ohne dass man die teils zu starke Wirkung von Östradiol befürchten muss. Bewährt hat sich Cimicifuga bei Hitzewallungen, Schweißausbrüchen, Nervosität, Reizbarkeit, Schlaflosigkeit und depressiven Verstimmungen leichterer Art.

Mönchspfeffer oder Keuschlamm – Agnus Castus / Progesteronmangel

Wirkt zentral über die Hirnanhangdrüse auf die Progesteronbildung ein und kann Symptomen einer beginnenden Östrogendominanz, wie PMS, schmerzhafte Regelblutungen oder Brustschmerzen entgegenwirken. Es stabilisiert den Zyklus, den Eisprung und die Bildung des Progesterons im Eierstock. Agnes castus oder auch Mönchspfeffer ist eine Heilpflanze, die traditionell auch bei Kinderwunsch, Zyklusstörungen und Wechseljahrsbeschwerden eingesetzt wird.

Die pflanzlichen Stoffe, die östrogenartig wirken, werden, je nach Hauptwirkstoff in zwei Hauptgruppen eingeteilt, in Lignane und in Isoflavone.

1. **Lignane** sind pflanzliche Stoffe, die auch in bestimmten Lebensmitteln (s. Liste) vorkommen, sie haben eine schützende Wirkung auf die Gebärmutterschleimhaut. Auch die protektive, also schützende bzw. vorbeugende Wirkung bei Brustkrebs, Eierstockkrebs und Schilddrüsenkrebs ist gut untersucht.

   Das ist deshalb nicht unwichtig, da die Lignane als sehr hilfreich zur Vermeidung von Brustkrebs oder einem Rezidiv gelten, während die isoflavone, wie sie in Soja oder Rotklee enthalten sind immer noch sehr unterschiedlich bewertet und kontrovers diskutiert werden, ob sie vor allem nach einer Brustkrebserkrankung geeignet sind oder eher Schaden setzen können.

Hohe Blutspiegel dieser Stoffe sind darüber hinaus mit einem signifikant geringeren Sterblichkeitsrisiko für Brustkrebspatientinnen in der Postmenopause verbunden. Das gilt auch für Herzkranzgefäßerkrankungen. Auch hier konnte eine Abnahme des Risikos für einen Herzinfarkt nachgewiesen werden und eine längere Überlebensdauer nach einem Infarkt.

Lignanreiche Lebensmittel sind:
Brokkoli, Vollkornprodukte, Leinsamen, Flachssamen, Sesam, Nüsse, Spargel, Bohnen, Karotten, Beeren, grüner Tee, Rotwein.

2. **Isoflavone** können hilfreich sein bei leichteren Wechseljahrsbeschwerden, werden aber in der Wissenschaft noch kontrovers diskutiert, was die Gefahr von Brustkrebs betrifft. Die **Hauptvertreter sind:**
Rotklee, wirkt vor allem durch seinen hohen Gehalt an Isoflavonen auf die Hormonbildung. Rotklee stärkt das Herz, hat positiven Einfluss auf die Stimmung, den Schlaf und auch auf die Haut, wird allerdings nicht immer gut vertragen.
Soja, insbesondere die aus Soja gewonnene Erzeugnisse wie fermentierte Sojabohnen, Miso oder Tempeh, sind ein milder Östrogenersatz, der in Maßen genossen sehr ausgleichend wirken kann.

Unfermentierte Sojaprodukte, wie Sojamilch oder Sojajoghurt, können folgende Probleme verursachen:

- Östrogendominanz
- Störung der Hormonbildung
- Erektionsstörungen, da es die Rezeptoren für Testosteron blockiert

- Auswirkungen auf Fortpflanzung und Libido
- Schilddrüsenfunktionsstörung, bereits bei Kindern.
- kann die Aufnahme von Mineralien blockieren
- die Eiweissverdauung erschweren
- den körperlichen Bedarf an B_{12} und Vitamin D erhöhen

Noch ein Wort zu **Wild Yam, der Yamswurzel,** sie wird in Mexiko und anderen Ländern als Grundnahrungsmittel, ähnlich wie bei uns die Kartoffel, verwendet. Sie enthält Diosgenin, aber kein Progesteron, was immer wieder zu Missverständnissen führt. Im menschlichen Organismus kann Diosgenin nicht in Progesteron umgewandelt werden, da die dazu notwendigen Enzyme fehlen. Andererseits ist Diosgenin der Ausgangsstoff für Steroidhormone, die alle daraus hergestellt werden können.

Erinnerung:

nicht der Herstellungsort Körper oder Labor bestimmt, ob ein Hormon bioidentisch ist oder körperfremd, es ist die übereinstimmende oder veränderte Form des jeweiligen Hormons, was es zu einem bioidentischen oder körperfremden „synthetischen" Stoff macht.

Es gibt eine Reihe spezieller Pflanzen, die besonders für Männer hilfreich sind:

Einige Substanzen stimulieren auf natürliche Weise die Bildung von Testosteron und stärken so den Testosteronspiegel. Sie sind natürlich auch für Frauen geeignet, deren Testosteronspiegel zu niedrig ist. Andere Pflanzen dagegen sind bekannt für ihre spezielle Wirkung auf die Prostata und deren Gesunderhaltung. Eine gutartige Vergrößerung der Prostata, eine beginnende Prostatahyperplasie, kommt mit zunehmendem Alter des Mannes häufig vor.

Tribulus Terrestris / Testosteronmangel

Der Erd-Burzeldorn (Tribulus terrestris), auch Erdsternchen genannt, ist eine Pflanzenart in der Gattung der Burzeldorne (Tribulus), er ist in den tropischen und subtropischen Ländern in Asien, Afrika, Südeuropa und im nördlichen Australien weit verbreitet.

Ab dem 25. Lebensjahr nimmt der männliche Körper ca. 1,2% an Testosteron ab, so dass es bei fortschreitendem Alter zu einer Unterversorgung kommen kann. Tribulus Terrestris kann diesem unerwünschten Effekt entgegenwirken!

Von Tribulus ist bekannt, dass es zur Verbesserung der Spermienqualität und -beweglichkeit führt, Libido und sexuelle Leistungsfähigkeit steigen an.

Der Hauptwirkstoff von Tribulus ist Protodioscin, eine Substanz, die die Hirnanhangdrüse stimuliert, bis zu 50% mehr Testosteron zu bilden ohne die vorhandene Produktion zu stören.*

Weißer Ginseng – Panax Gingseng – die „Mannswurzel“

kommt hauptsächlich in Gebirgs- und Waldregionen im nördlichen Korea, im nordöstlichen China und im südöstlichen Sibirien vor und wird zur Erzeugung von medizinisch-pharmazeutischen Produkten seit Jahrzehnten weltweit kultiviert.

Der amerikanische weiße Ginseng ist dafür bekannt, die Spermienanzahl und die Beweglichkeit der Spermien zu verbessern und zu einer längeren Erektion beizutragen. Weißer Ginseng stimuliert u.a. die Adrenalinausschüttung, was für eine Erektion und auch für die Dauer der Erektion wichtig ist. Ginseng stärkt ausserdem das Herz, den Kreislauf und das zentrale Nervensystem

* Quellen: www.alternativen-fuer-viagra-bei-impotenz.com, www.pharmasports.de, http://de.wikipedia.org

und ist deshalb auch als Anti-Aging-Mittel schon seit Jahrzehnten im Gebrauch.

Malaysischer Ginseng – Long Jax

ist als klassisches Aphrodisiakum und Potenzmittel bekannt, hilft, die körpereigene Testosteronproduktion anzuregen und gebundenes und daher nicht verwendbares Testosteron im Körper wieder verfügbar zu machen. Long Jax unterstützt so auch den Fettabbau und den Muskelaufbau.

Grünlippige Meeresmuschel – Perna Canaliculus

fördert beim Mann die Produktion von Testosteron und regt auf natürliche Weise die Bildung von Wachstumshormonen (HGH) an, welches mit zunehmendem Alter abnimmt und für vielfältige Beschwerden sorgt. Der Extrakt der Grünlippigen Meeresmuschel gilt aufgrund seiner entzündungshemmenden und immunstärkenden Wirkung bei Rheumatikern als Geheimtipp und wird auch gegen Gelenkentzündungen eingesetzt. Der hohe Gehalt an Mineralien, B-Vitaminen, Aminosäuren, Omega-3-Fettsäuren und Glukosaminen spielt dabei eine wichtige Rolle.

Ginkgo Biloba

ist eine in China heimische, heute weltweit angepflanzte Baumart. Aus dem Extrakt seiner Blätter werden verschiedene Mittel hergestellt, denen allen gemein ist, dass sie die Durchblutung fördern, die Blutgefäße erweitern und damit sowohl die Gehirnfunktion, wie auch den Blutkreislauf positiv beeinflussen.

Für eine gesunde Erektion ist eine gute Durchblutung des Penis und seiner Schwellkörper Voraussetzung.

Ingwer

unterstützt ebenfalls die Durchblutung. Aber nicht nur für die Erektion ist Ingwer gut, es hilft auch bei der Durchblutung der Haarfollikel und stimuliert so einen gesunden Haarwuchs und eine verbesserte Haarstärke.

Sägepalmenbeere – Serenoa repens – Sabal serrulata

ihre Früchte wirken regulierend auf den Hormonhaushalt, blockieren beim Mann – ebenso wie das natürliche Progesteron – die Umwandlung von Testosteron in das stark wirkende Dihydrotestosteron (DHT) und beschleunigen dessen Abbau. Dadurch kann eine Prostatavergrößerung verhindert werden. Eine Vergrößerung der Prostata führt zu Störungen der sogenannten Miktion, d.h. der Urinstrahl wird dünner, die Entleerung der Blase schwieriger und oft auch unvollständig. DHT ist ohne den Gegenspieler Progesteron auch für die Entwicklung von Prostatakrebs (mit) verantwortlich.

Die Beeren der Sägepalme sollen auch bei Unfruchtbarkeit und Impotenz helfen und gut für die Libido sein.

Eine Ergänzung mit natürlichem Vitamin C, Vitamin E, Vitamin-B-Komplex, Zink, Mangan, Magnesium, Selen, Kupfer, Nachtkerzenöl, Ginseng und Gelee Royal kann auch beim Mann dazu beitragen, die Hormonbildung wieder ins Lot zu bringen.

Für den Mann ist Zink eine besonders wichtige Ergänzung, da es die Umwandlung von Testosteron in Östrogene verhindern kann (Brustwachstum) und Bestandteil vieler Enzyme im Stoffwechsel ist.

Substanzen mit überwiegend östrogenartiger Wirkung:

- Cimicifuga
- Lignane, wie sie in Samen vorkommen (siehe weiter unten)
- Hopfen (Humulus lupulus)
- Wild Yam, Yamswurzel
- Dong Quai – Angelica sinensis
- Alfalfa-Sprossen
- Salbei
- Ginseng (Panax Ginseng)
- Soja und Rotklee

Substanzen mit überwiegend progesteronartiger Wirkung:

- Mönchspfeffer/Agnus Castus
- Süßholz
- Frauenmantel (Alchemilla vulgaris)
- Mistel

Substanzen mit überwiegend testosteronartiger Wirkung:

- Tribulus Terrestris
- Long Jax oder Malaysischer Ginseng
- Weißer Ginseng

Zusammenfassung:

Auch Phytohormone aus Pflanzen können hilfreich sein oder Schaden setzen. So ist bei milderen Wechselbeschwerden eine positive Wirkung in vielen Fällen nachgewiesen. Der Effekt der Sägepalme bei milderen Prostatabeschwerden oder die Therapie mit Agnus castus zur Anregung der Progesteronbildung sind zum Beispiel gut untersucht und seit Jahren bekannt.

Solange aber nicht eindeutig geklärt ist, ob einige Pflanzeninhaltsstoffe in manchen Fällen eher Schaden setzen, sollte auch hier bewusst und eventuell mit Hilfe von kundigen TherapeutInnen im Einzelfall entschieden werden.

Kapitel 21
Vitamin D – eigentlich ein Hormon

„Kann uns Sonne vor Krebs schützen?"

Dr. med. Raimund von Helden

In den letzten Jahren häufen sich die Erkenntnisse über die wichtige Rolle des Vitamin D für unsere Gesundheit. Sonnenlicht ist die Hauptquelle für die Bildung des Stoffes, der eigentlich zu den Hormonen gehört. „Für Hormone wie Östrogen, Progesteron und Testosteron sind die Vorteile des optimalen Spiegels schon lange bekannt. Vitamin D ist das älteste Mitglied in dieser mächtigen Familie der Steroid-Hormone, denn es ist schon im Plankton nachweisbar." (Dr. med. Raimund von Helden).

Vitamin D ist eigentlich kein Vitamin, sondern ein Prohormon, also eine Vorstufe, die erst in der aktiven Form ein Hormon wird.

Bei seiner Entdeckung ging man fälschlicherweise davon aus, dass es über die Nahrung aufgenommen wird und hat es deshalb als Vitamin bezeichnet.

Noch vor wenigen Jahrzehnten waren die Mediziner überzeugt, Vitamin D diene lediglich dazu, Knochen und Zähne gesund zu erhalten. Doch neuere Erkenntnisse in der Wissenschaft belegen seine vielfältige Rolle in einem gesunden Körper und auch seine Fähigkeit, das Risiko von Krankheiten zu senken, die bisher nicht mit dem Vitamin D oder einem Mangel daran in Verbindung gebracht wurden.

Sonnenlicht ist die Hauptquelle für Vitamin D. Die UV-B-Strahlung der Sonne wirkt in der Haut als Katalysator für die Umwandlung von 7-Dehydrocholesterol aus der Leber in Vitamin D3. Diese aktive Form greift im Stoffwechsel direkt ins Zellgeschehen ein, was seine Wichtigkeit ebenfalls zeigt.

Unsere Sonne ist zwar die Hauptquelle für Vitamin D, doch nördlich des 40. Breitengrades (Rom), nimmt ihre Intensität mit jedem Breitengrad weiter ab. Ein Breitengrad sind 111 km, München liegt auf dem 48., Hamburg auf dem 53. Breitengrad.

So gelingt es den meisten Menschen in der dunklen Jahreszeit von Oktober bis März nicht, genügend Sonne zu bekommen, um ausreichend hohe Vitamin D-3-Spiegel aufzubauen. Die fehlende Sonneneinstrahlung im Winter und das Leben in geschlossenen Räumen sorgen bei vielen Menschen für einen gravierenden Vitamin D-Mangel. Aber auch im Sommer ist ein Mindestaufenthalt von 20 Minuten in der Mittagszeit bei senkrechtem Sonnenstand, sonnigem Wetter, ohne Sonnenschutz und mit unbedeckten Armen und Beinen oft nur im Urlaub möglich, alles Voraussetzungen für die Bildung von Vitamin D in der Haut.

Über 60 % der Erwachsenen in Deutschland haben laut Daten des Robert-Koch-Instituts einen Vitamin-D-Wert von unter 20 ng*/ml (= 50 nmol**/l), was ein absoluter Mangel ist. Für eine normale Stoffwechselfunktion ist 30 ng/ml (= 75 nmol/l) das Minimum. Die Daten für Österreich, die Schweiz und das nördliche Italien sehen sicher nicht viel besser aus.

Schwangere Frauen, gestresste Menschen, chronisch Kranke und Krebskranke brauchen aber einen wesentlich höheren Spiegel (bis 100 ng/ml/ = 250nmol/l).

* ng = Nanogramm (1 ng = 1 Milliardstel Gramm)
** nmol = Nanomol (1 nmol = 1 Milliardstel Mol)

Ständige Müdigkeit, gereizte Stimmung, Nervosität, schlechter werdender Schlaf, Kopfschmerzen, Muskelzucken, vor allem am Oberlid (!), Gelenkschmerzen und Schwindel, besonders nach dem Aufstehen oder bei Anstrengung, können Anzeichen eines Vitamin-D-Mangels sein. Kinder können unter Wachstumsschmerzen und gehäuften Atemwegsinfektionen leiden sowie unter mangelnder Konzentration und Leistungsfähigkeit.

Auch depressive Verstimmungen und Depressionen können mit einem niedrigen Vitamin-D-Spiegel zusammen hängen.

Seit den 80er-Jahren raten uns vor allem die Hautärzte, die Sonne zu meiden. Sie warnen vor Sonneneinstrahlung und einer angeblich damit zusammenhängenden Hautkrebsgefahr und raten, nie ohne Sonnencreme mit hohem Lichtschutzfaktor ins Freie zu gehen. Üblich sind in den letzten Jahren Sonnencremes mit einem Lichtschutzfaktor (LSF) von 20 bis 50 geworden, doch ab einem LSF größer als 8 bildet die Haut kein Vitamin D mehr!

Eine groß angelegte Studie mit fast 2.000 deutschen Kindern konnte den Nutzen von Sonnencreme nicht nachweisen. Es ist außerdem bekannt, dass Sonnencremes mit einem hohem Lichtschutzfaktor viele extrem schädliche Stoffe enthalten. Laut dem Experten für Vitamin D, Dr. Raimund von Helden, wird durch Sonnencreme nicht einmal die Neubildung von Muttermalen verhindert.

Die meisten Experten plädieren deshalb für ein Umdenken, was die Angst vor Hautkrebs und Sonne betrifft, denn es werden mittlerweile ganz andere Ursachen für eine Melanombildung vermutet.

Mit der Schlagzeile: „Vitamin D senkt das Krebsrisiko um 77 %" ließ eine Studie der Creighton University School of Medicine im US-Bundesstaat Nebraska aufhorchen. Mit Vitamin D und Calcium wurde eine vierjährige Studie an mehr als 1.000 gesunden Frauen durchgeführt. Eine Gruppe erhielt Vitamin D, die andere ein Placebo. Nach Ablauf der vier Jahre zeigte sich bei der Gruppe, die Vitamin D erhalten hatte, im Vergleich zu der Placebogruppe, ein um 77 Prozent geringeres Vorkommen von Krebserkrankungen. Dabei handelte es sich um verschiedene Krebsarten, wie Brustkrebs, Darmkrebs und Bauchspeicheldrüsenkrebs.*

Es gibt eine weitere Studie aus Frankreich aus dem Jahr 2011 mit 60.000 Frauen. Gemessen wurden die Vitamin-D-Spiegel bei Frauen nach den Wechseljahren. Erstaunlich ist auch hier, dass ein deutlich niedrigeres Brustkrebsrisiko bei Frauen mit einem hohen Vitamin-D-Spiegel festgestellt wurde.

Prof. Dr. med. Heike Bischoff-Ferrari von der Universität Zürich fand heraus, dass durch eine ausreichend hohe Dosierung von Vitamin D, besonders bei Frauen nach den Wechseljahren, das Risiko für Osteoporose und Knochenbrüche um 30 % gesenkt werden kann. Vitamin D wird hier gebraucht, um Calcium zu verwerten und in die Knochen einzulagern.

Osteoporose kommt in sonnenarmen Ländern gehäuft vor. Vitamin D, Vitamin K, das vor allem in grünem Blattgemüse ist, und Magnesium sind zusammen mit einer Ausbalancierung der wichtigsten Hormone Voraussetzung für eine effektive Osteoporosetherapie.

Ganz allgemein gilt, dass die offiziell empfohlene Vitamin-D-Substitution für eine effektive Therapie viel zu gering ist. Für Schwangere ist eine Vitamin-D-Versorgung essenziell und verhin-

* Studie unter: http://www.naturalnews.com/021892.html#ixzz2sMFUdbbz

dert Komplikationen während der Schwangerschaft wie Schwangerschaftserbrechen, Kopfschmerzen, Übelkeit und Müdigkeit und schützt darüber hinaus das Ungeborene vor Missbildungen.

Prof. Dr. med. Hartmut Glossmann, Universität Innsbruck, kritisiert die Angst vor der Sonne so: „Es gibt tatsächlich mehr tödlichen Hautkrebs seit rund 70 Jahren, aber vor allem bei Menschen, die den ganzen Tag *nicht* ins Freie kommen, nicht etwa bei Bauarbeitern, Landwirten und Sonnenanbetern. Regelmäßiges Sonnen schützt also vor Melanomen".

Er empfiehlt täglich etwa 10 Minuten in der Mittagssonne den eigenen Vitamin-D-Speicher aufzustocken, da dann das UV-Spektrum am besten sei. Allerdings nur, wenn man keine Sonnencreme verwendet.

Das Maligne Melanom ist ein Problem des Sonnen***mangels*** und entstehe an Stellen, die ohne Sonne bleiben, sagt auch Prof. Dr. Michael Holick, Arzt und Biochemiker in Boston, USA.

Wer regelmäßig Sonne tankt, hat nur 58% des Risikos für Hautkrebs.*

Zeichen von Vitamin-D3-Mangel:

- erhöhte Infektanfälligkeit, häufige Atemwegsinfektionen (Asthmoide Bronchitis)
- schwaches Immunsystem, Autoimmunerkrankungen
- Kraftlosigkeit, Energieverlust, Muskelschwäche, Schwindel
- Schlafstörungen, ständige Müdigkeit, Energielosigkeit
- Antriebslosigkeit, depressive Verstimmungen
- erhöhter Blutdruck (durch Verkrampfung der Ringmuskulatur der Gefäße)
- Muskelzuckungen im Oberlid, nächtliche Beinmuskelkrämpfe

* PMID: 19921445 pubmed.gov

- Kopfschmerzen, Migräneattacken, Schmerzschübe bei Fibromyalgie
- Störungen des Nervensystems (MS, Epilepsie, Tics)
- Gelenkbeschwerden, rheumatoide Arthritis
- schmerzhafte Gliederschmerzen, Knie- und Nackenschmerzen
- Entzündungen
- Hautausschläge
- Schmerzen in den Füßen, im unteren Rücken durch längeres Stehen
- Wachstumsschmerzen bei Kindern
- ADHS
- Vegetative Dystonie

Zusammenfassung:

Gute Vitamin-D-Spiegel

schützen vor:

- Osteopenie und Osteoporose
- Diabetes I und II
- Bluthochdruck
- Muskelschwäche und Muskelkrämpfe (Waden-, Oberlid !)
- Energiemangel und Erschöpfung
- Entzündungen
- Rheuma und rheumatoider Arthritis
- Multiple Sklerose (es schützt die Nervenzellen)
- Krebs und Metastasen (!!)
- Alzheimer

verzögern:

- eine Pflegebedürftigkeit im Alter

verbessern:

- die Überlebensrate bei Herzkrankheiten
- die Immunabwehr und reduzieren so das Risiko für Autoimmunerkrankungen

Viele Beschwerden lesen sich wie ein Mangel an anderen Hormonen, was das Zusammenspiel all dieser Stoffe im Körper zeigt. Bei einem gut eingestellten Vitamin-D-Spiegel von mindestens 40-60 ng/ml (= 100-150 nmo/l), könnte die Gesundheit vieler Menschen verbessert und auch die Sterblichkeit vermindert werden. Die Spiegel von Menschen, die in Äquatornähe leben, sind bei 100 ng/ml (= 250 nmo/l), was ebenfalls zeigt, dass die bisherigen Normwerte völlig unzureichend sind und an die Durchschnittswerte der Menschen, die südlich von Rom leben, angeglichen werden sollten.

Vitamin D und Krebs

Bei Vitamin-D-Mangel ist das Risiko Brustkrebs und Darmkrebs zu bekommen stark erhöht, denn Vitamin D stabilisiert das Immunsystem und

- hemmt die unkontrollierte Zellteilung und unterdrückt so das Krebswachstum
- verringert die Gefäßneubildung im Krebsgewebe
- schneidet somit den Tumor von der Sauerstoff- und Nährstoffversorgung ab
- aktiviert Gene, die für die DNA-Reparatur zuständig sind
- verringert das Risiko der Metastasenbildung
- fördert den programmierten Zelltod der Krebszelle

Text aus: *Die richtigen Mikronährstoffe bei Krebs*
Deutsche Gesundheitshilfe **www.gesundheitshilfe.de**
Das kleine Buch kann dort kostenlos bestellt werden

Und hier noch eine Aussage eines Arztes aus Berlin:

> „In immer größer werdender Zahl habe ich Patienten entdeckt, die schwersten Vitamin-D-Mangel aufwiesen, begleitet von quälenden Beschwerden, die sie jahrelang zu verschiedenen Ärzten geführt hatten, ohne dass der Mangel erkannt worden wäre.“
> (Aus *Vitamin Delta,* der Homepage von Dr. von Helden)

und zur Bestimmung im Labor:

> Die Bestimmung von Vitamin D-25-OH aus dem Blut zeigt die Versorgung mit Vitamin D3; die von Kreatinin, Calcium und der Alkalischen Phosphatase (AP) dokumentiert den ungestörten Verlauf der Funktionen von Niere, Kalzium-Spiegel und Knochenaktivität.

Die Angst und Panikmache vor Nierensteinen bei „zu hohen Dosen“, wie immer noch von manchen Ärztinnen und Ärzten/Apothekerinnen und Apothekern argumentiert wird, ist also völlig unnötig.

Kapitel 22
Was sonst noch hilfreich ist

„Erst im letzten Moment der Geschichte
ist der Irrglaube entstanden,
dass die Menschen getrennt vom Rest der
lebenden Welt gedeihen könnten."

E.O. Wilson

Mit diesem Kapitel betreten wir ein der Schulmedizin immer noch fremdes Terrain, ist doch die Wissenschaft mittlerweile zu ganz neuen Erkenntnissen gekommen, durch welche Einflüsse Krankheiten geheilt werden können. Ein komplexes Zusammenspiel verschiedenster Faktoren bestimmt unser Wohlbefinden. Was die Schamanen schon immer wussten, kann die Wissenschaft jetzt beweisen: Unser Universum besteht aus Energie, und mit unseren Überzeugungen, Gedanken und Gefühlen wirken wir ständig auf unsere Umwelt, unseren Körper bis hin zu unseren Genen ein.

Für die meisten Wissenschaftler ist es immer noch eine Tatsache, dass die DNA unveränderbar sei. Unsere genetische Disposition hat einen viel geringeren Einfluss als bisher angenommen. Man spricht heute von ungefähr 30 Prozent und auch dies scheint zu hoch gegriffen.

Eine immer größer werdende Gruppe experimentierfreudiger Wissenschaftler und nicht zuletzt neueste Erkenntnisse der Quantenphysik beweisen, dass unsere Gene nicht unser Schicksal sind.

Im Gegenteil: Jedes einzelne Gen verfügt über die Möglichkeit der Veränderung, wie ein relativ neuer Wissenschaftszweig, die Epigenetik beweist. Die Epigenetik untersucht, welche Einflüsse von außen die Zelle steuert und erforscht die Signale, die Gene an- und abschalten.

Wir können die Gene kraft unseres Bewusstseins, durch Absicht, durch veränderte Überzeugungen, unser Denken, durch Meditation und vielerlei andere innere und äußere Einflüsse verändern. Eine familiäre Vorbelastung für bestimmte Krankheiten oder ganz persönliche, individuelle Schwachstellen sind Möglichkeiten, müssen aber nicht zum Tragen kommen. Wir haben es also zu einem Großteil selber in der Hand, epigenetisch günstige Bedingungen zu schaffen und inwieweit wir belastenden Umwelteinflüssen wie falsche Ernährung, Rauchen, Alkohol, Bewegungs- und Schlafmangel sowie negativen Denkmustern Raum geben. Auch unser Hormonsystem lässt sich durch unseren Lebensstil beeinflussen.

Dieses Wissen ist dabei, sich auf all unsere Lebensbereiche, unser Denken und Handeln auszuwirken und hilft uns, unser genetisches Potenzial auszuschöpfen.

Der Neurologe und Psychiater Bessel van der Kolk, ehemaliger Direktor der Harvard Psychological Trauma Clinic, geht davon aus, dass eine traumatische Erinnerung eine Information ist, die beinahe unverändert in ihrer ursprünglichen Form im Nervensystem gespeichert wurde und sozusagen unverarbeitet darauf „wartet", bis ein ähnliches Erlebnis (oft auch nur Teile davon) kommt, um sofort wieder aktiviert zu werden.

Dieses Prinzip hat Dr. Samuel Hahnemann, der Begründer der Homöopathie schon vor über 200 Jahren erkannt. Die Heilerfolge sprechen für sich.

22.1 Wasser, das „Energiegetränk“ Nummer eins

Obwohl Wasser dem Organismus keine Energie liefert, ist es doch das wichtigste Energiegetränk überhaupt. Ohne oder mit zu wenig Wasser läuft im Organismus überhaupt nichts. Milliarden Stoffwechselreaktionen im Körper laufen ausschließlich mit Wasser ab. Mit Ausnahme von Sauerstoff macht sich kein Mangel an irgendeinem Stoff so schnell bemerkbar wie der Mangel an Wasser: Sie fühlen sich energielos, müde und erschlagen, wenn Sie nur wenige Stunden kein Wasser trinken. Wenn wir nur wenige Tage nichts zu trinken haben, sterben wir. Ohne Nahrung dagegen können wir Wochen und Monate überleben. Wasser ist der Ursprung allen Lebens!

Die meisten Menschen in den Zivilisationsländern leiden unter chronischem Wassermangel. Der normale Durstreflex ist degeneriert. „Ich habe keinen Durst“ ist ein häufiger Ausspruch. Durch chronischen Wassermangel erlischt der natürliche Durstreflex. Es kommt zur Eindickung des Blutes, die Nieren sind überlastet, unbrauchbare, gar schädliche Stoffwechselendprodukte können nicht mehr ausgeschieden werden, die Zellen beginnen zu schrumpfen und Schaden zu nehmen, Müdigkeit und Leistungsminderung sind die ersten Folgen.

Am besten ist reines, klares Wasser ohne Zusätze von Kohlensäure, sogenanntes stilles Wasser oder Quellwasser. Wasser aus der Wasserleitung ist oft aufbereitet und sehr unterschiedlich in der Qualität, je nachdem aus welcher Gegend das Wasser stammt. Dazu kommt, dass in unserem Grundwasser oft künstliche Hormone nachgewiesen werden.

Trinken Sie täglich mindestens sechs bis acht Gläser gutes Wasser zusätzlich zu allen anderen Flüssigkeiten!

Trinkregeln

Eine Faustregel für die richtige Trinkmenge lautet:
Dreißig Milliliter Wasser pro Kilogramm Körpergewicht.

Wenn Sie also zum Beispiel 60 Kilogramm wiegen, dann sollten Sie etwa 1,8 Liter Wasser am Tag trinken. Anders gesagt, sollten Sie wenigstens sechs bis acht Gläser Wasser pro Tag trinken.

22.2 Übersäuerung – Verschlackung – Vergiftung – Krankheit

Die Substanzen in unserem Körper, wie das Blut, der Speichel, die Verdauungssäfte, weisen alle einen bestimmten pH-Wert auf. Da die Organe im Körper verschiedene Aufgaben haben, sind auch ihre pH-Werte verschieden. Durch die Forschung des Arztes und Chemikers Dr. Friedrich Sander wissen wir, dass unser Magen Salzsäure produziert und im Gleichgewicht dazu basisches Bicarbonat an das Blut abgibt, das dieses zur Neutralisation der im Stoffwechsel ständig anfallenden Säuren benötigt. Den Überschuss liefert es an die Verdauungsdrüsen in Leber, Bauchspeicheldrüse (Pankreas) und Dünndarm, die daraus täglich etwa fünf Liter Verdauungssäfte produzieren, die der Körper zur Verdauung der Nahrung, zur Neutralisation und Ausscheidung von Säuren braucht. Aber auch über die Atmung, die Haut und die Nieren werden Säuren ausgeschieden. Deshalb sind Bewegung und eine ausreichende Trinkmenge an Wasser nötig.

Unsere Ernährungsweise beeinflusst unsere Gesundheit daher grundlegend. Besonders deutlich wird dies bei den Auswirkungen unseres Essens auf den Säure-Base-Haushalt in allen

Gewebesäften. Die Ernährung in den sogenannten „zivilisierten Ländern“ ist säurebildend, da sie sehr fleischhaltig ist, reich an Zucker und Weißmehl und gleichzeitig arm an Gemüse, Obst und Salaten. Hinzu kommt der häufige Konsum säureproduzierender Genussmittel (Kaffee, schwarzer Tee, Nikotin, Alkohol) und der viele Stress, der ebenfalls Säuren produziert. Die meisten Menschen leben daher heute mit übersäuerten Körpersäften, ohne zu wissen, was das für ihre Gesundheit bedeutet. Jeder kennt die Auswirkungen des „sauren Regens“ auf die Umwelt, über das „saure Körpermilieu“ sind jedoch nur wenige richtig informiert. Von den Pflanzen wissen wir, dass sie in saurer Erde eingehen, und unsere Zellen reagieren irgendwann genauso.

Nach den Forschungen der Stoffwechselexperten Dr. Sander und Dr. Worlischek spielt ein saures Körpermilieu bei der Entstehung von Krankheiten eine große Rolle. Das heißt, dass ein beträchtlicher Teil aller akuten, chronischen und allergischen Krankheiten einschließlich Krebs durch einen zum Sauren hin verschobenen Säuren-Base-Haushalt mit verursacht wird. Unser Organismus kann alle seine Stoffwechselreaktionen nur dann richtig und für unsere Gesundheit förderlich ablaufen lassen, wenn sein Säure-Base-Haushalt im Gleichgewicht ist.

22.3 Ernährung und Orthomolekulare Medizin – Nährstoffe als Medizin

Vitamine, Mineralstoffe, Spurenelemente, Aminosäuren, Fettsäuren, Enzyme und noch manch andere Stoffe werden als Vitalstoffe bezeichnet und sind nicht nur für unsere Gesundheitsvorsorge wichtig. Sie lassen sich hochdosiert ebenso als Therapeutika bei vielen Krankheiten einsetzen. Prof. Linus Pauling, Träger des

Chemie- und des Friedensnobelpreises, war einer der ersten, der diese Bedeutung der Vitalstoffe für die Gesundheit erkannte. Von ihm stammt auch die Bezeichnung „Orthomolekulare Medizin" (von griechisch orthos = richtig, also bedeutet der Name „Medizin der richtigen Moleküle"). In den USA wird sie seit mehr als 30 Jahren erfolgreich praktiziert. Bei uns gewinnt sie erst nach und nach an Bedeutung, bislang haben in Deutschland nur wenige Mediziner und Heilpraktiker die Orthomolekulare Medizin in ihren Behandlungsplan aufgenommen.

Ein Mangel an lebenswichtigen Nähr- und Vitalstoffen führt unweigerlich zu Krankheit. Besonders tückisch dabei ist, dass es Jahre dauern kann, bis erste Krankheitszeichen auftauchen. Der Körper versucht, solange er irgendwie kann, mit dem Mangel zu wirtschaften. Dennoch entstehen mit der Zeit massive Erkrankungen. Die Liste der ernährungsbedingten Krankheiten reicht vom Bluthochdruck über Zuckerkrankheit und rheumatischen Erkrankungen bis hin zu Krebs und massiven psychischen Problemen. Dass dabei auch immer das Hormonsystem ins Ungleichgewicht gerät, versteht sich von selbst. Daher ist eine gesunde Ernährung die Grundvoraussetzung, wenn wir wieder in Balance kommen wollen.

Um eine Veränderung des Lebensstils, eine gesündere Ernährung und den Verzicht auf Suchtmittel und krank machende Substanzen kommt man auch bei dieser Behandlung mit den „richtigen Molekülen" nicht herum. Denn das sind die Grundbausteine unserer Gesundheit, liefern sie uns doch das, woraus unser Körper später besteht. Und wer auf all diese Dinge nicht achtet, der rutscht schnell in einen Nährstoffmangel – mitten in unserer Überflussgesellschaft.

So absurd das klingen mag, die Gründe sind vielfältig: Raffinierter Zucker und Weißmehlprodukte liefern außer Kalorien nichts, was uns nähren könnte, verbrauchen aber im Körper zum Beispiel B-Vitamine. Der Gehalt an Vitalstoffen bei Obst und Gemüse sinkt mit der Dauer ihrer Lagerung, den langen Transportwegen, geringer Kühlung und nicht zuletzt durch die Verarmung unserer Böden. Durch die industrielle Verarbeitung unserer Nahrungsmittel zu den allseits beliebten Fertigprodukten werden große Mengen dieser lebenswichtigen Stoffe vernichtet. Alkohol-, Nikotin- und Tablettenkonsum sind Faktoren, die zu einem vermehrten Verbrauch an Vitaminen, Mineralstoffen und Spurenelementen führen, ebenso wie Stress und ein Zuviel an tierischen Eiweißen aus Fleisch, Wurst und Milchprodukten. Und nicht zuletzt verbraucht der Stoffwechsel zum Abbau moderner Gifte aus der Umwelt wie Kunstdünger, Pestizide, Insektizide, Lösungsmittel, Konservierungsstoffe und anderes unsere Vitalstoffe.

22.4 Licht und Tagesrhythmus

Das künstliche Licht von Energiespar- und Fluoreszenzlampen enthält im Vergleich zum natürlichen Tageslicht einen viel zu hohen kurzwelligen Blauanteil. Das stört nicht nur unser Hormonsystem, sondern auch das Auge kann Schaden nehmen. Trotz massenhafter Proteste beschloss die EU, dass normale Glühbirnen ab dem Jahr 2012 nicht mehr verkauft werden und stattdessen nur noch Energiesparlampen im Handel sein dürfen. Das kalte Licht der Energiesparlampe ist jedoch gesundheitlich bedenklich und der ökologische Effekt hält – trotz des geringeren Energieaufwandes für das Licht – keiner seriösen Prüfung stand. Insbesondere das in den Lampen verarbeitete Quecksilber ist äußerst kritisch zu betrachten.

Obendrein weisen viele neue Studien auf einen Zusammenhang zwischen Kunstlicht, Hormonsystem und Krebs hin. Durch die künstlich verlängerte Periode der Helligkeit gerät unsere innere Uhr aus dem Takt und der Körper bildet zu wenig von dem Schlafhormon Melatonin. Melatonin und Brustkrebs hängen eng zusammen: Zum einen verlangsamt Melatonin das Wachstum von Tumoren, zum anderen hemmt es jedoch die Produktion von Östrogenen. Wird weniger Melatonin gebildet, steigt also der Östrogenspiegel. Und Östrogene spielen eine wichtige Rolle bei der Entstehung von Brustkrebs.

An der Medizinischen Hochschule der *Harvard*-Universität lagern die Daten von 120.000 Krankenschwestern, die jedes Jahr Fragebogen zu ihrer Gesundheit ausfüllen. Und tatsächlich: Je öfter die Krankenschwestern nachts arbeiten, desto häufiger erkranken sie an Brustkrebs. Blutproben zeigten: Nachtschwestern haben deutlich weniger Melatonin und mehr Östrogene im Blut. Entsprechend zeigte eine Untersuchung an blinden Frauen, dass diese weniger häufig an Brustkrebs erkranken als Sehende. Am *Institut für Arbeitsmedizin, Sozialmedizin und Sozialhygiene* der Uniklinik Köln hat man rund 30 Studien aus der ganzen Welt zum Thema Schichtarbeit und Krebs ausgewertet. Besonderes Augenmerk wurde dabei auf externe Zeitgeber, insbesondere das Licht gelegt. Ein zentrales Ergebnis dieser Analysen ist, dass sich eine deutliche Risikoerhöhung für Krebs zeigt. Als besonders gefährdet wurde Flugpersonal eingestuft: Im Vergleich zu Berufsgruppen mit geregelten Arbeitszeiten ließ sich eine 70-prozentige Erhöhung des Brustkrebsrisikos und eine 40-prozentige Erhöhung des Prostatakrebsrisikos errechnen. All diese Untersuchungen und Erkenntnisse lassen nur einen Schluss zu: Es ist von enormer Wichtigkeit, sich in seinem Lebensrhythmus nicht zu weit vom natürlichen Hell-Dunkel-Rhythmus zu entfernen und einen möglichst geregelten Tagesablauf anzustreben. Sind Sie über viele Stunden am Tag auf künstliches Licht angewiesen, so ziehen Sie die Anschaffung einer sogenannten Tageslichtlampe in Erwägung. Sie strahlt ein dem natürlichen Licht sehr ähnliches Licht ab und kann damit Ihre Gesundheit tagtäglich unterstützen.

Kapitel 23
Anhang

23.1 Mammografie = Brustkrebsvorsorge?

Oder anders herum:
Schützt die Mammografie vor Brustkrebs?

Seit 2004 bekommen Frauen in Deutschland zwischen 50 und 69 Jahren alle zwei Jahre eine schriftliche Einladung zur Mammografie, eine Röntgenuntersuchung der Brust.

Durch den amtlichen Charakter des Anschreibens entsteht der Eindruck, dass die Einladung zur Mammografie eine Aufforderung sei, die verpflichtend ist. Zudem glauben viele Frauen, wenn sie regelmäßig zur Untersuchung gehen, seien sie vor Brustkrebs geschützt. Damit überschätzen sie den Nutzen und unterschätzen die Risiken dieser radiologischen Diagnostik.

Die Mammografie ist mit Strahlenbelastung durch Gammastrahlen und einer teils sehr schmerzhaften Quetschung des Brustgewebes verbunden. Radioaktive Strahlung kann Krebs hervorrufen und eine Quetschung Gewebe zerstören – beides ist nicht sinnvoll.

Früherkennungsmaßnahmen, meist Vorsorgeuntersuchungen genannt, haben einen guten Ruf, da sie mit der trügerischen Hoffnung verbunden sind, Krankheiten, vor allem den gefürchteten Krebserkrankungen, vorzubeugen. Je früher eine Krebserkrankung diagnostiziert wird, desto besser die Heilungschancen, heißt es. Doch solche Untersuchungen sind nur dann sinnvoll und nützlich, wenn sie das Leben von Betroffenen verlängern und die Lebensqualität verbessern.

Das Screening, das mit großem Aufwand und hohen Kosten verbunden ist, hat bisher nur einen deutlichen Effekt: Die Zahl der Brustkrebsdiagnosen ist seit der Einführung um ein Drittel gestiegen, wohingegen die Zahl der tödlichen Verläufe nicht zurückgegangen ist.

Tatsächlich erklärte Dr. Charles Simone, ein ehemaliger Mitarbeiter des amerikanischen Krebsinstituts (National Cancer Institute): „Mammografien ***erhöhen*** das Risiko der Entwicklung von Brustkrebs und der Ausbreitung oder Metastasierung eines bestehenden Tumors."

Viele Ärzte halten Mammografien zur Entdeckung von Brusttumoren für ungeeignet. Bei einer schwedischen Studie an 60.000 Frauen, die in der englischen Fachzeitschrift *British Medical Journal* veröffentlicht wurde, zeigte sich, dass es sich bei sieben von zehn bei einer Mammografie scheinbar ausgemachten Tumoren in Wirklichkeit um falsch positive Befunde handelte.

Anders ausgedrückt bedeutet das, dass sieben von zehn Frauen eine falsche Diagnose bekamen, falsch behandelt wurden, weitere belastende Diagnostik und Therapie erleiden mussten und großen Ängsten ausgesetzt waren – und das alles völlig unnötig!

Eine gerade aktuell veröffentlichte Studie im *British Medical Journal* mit fast 90.000 kanadischen Frauen, die 25 Jahre beobachtet wurden, ergab, dass es keine Rolle spielt, ob Frauen am Mammografie-Screening teilnehmen oder nicht:

Von jenen 44.925 Frauen, die innerhalb eines Zeitraums von fünf Jahren geröntgt wurden, erhielten 3.250 die Diagnose Brustkrebs, 500 starben an den Folgen. Von jenen 44.910 Frauen, die nicht geröntgt, sondern lediglich abgetastet wurden, erhielten 3.133 die Diagnose Brustkrebs, 505 starben an den Folgen.

Eine von 424 Frauen, die regelmäßig zur Mammografie ging, wurde zudem unnötigerweise behandelt.

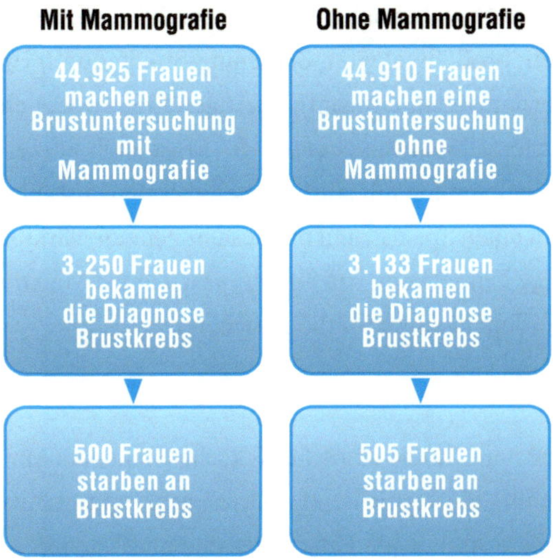

Statistisch betrachtet stirbt eine Frau weniger, wenn 200 Frauen 20 Jahre alle zwei Jahre ihre Brust röntgen lassen, als ohne Mammografie. Alle anderen Frauen, deren Krebs im Screening entdeckt wird, müssen physisch und psychisch teils sehr belastende und unnötige Therapien erleiden, ohne Gewinn an Lebenszeit und Lebensqualität.

Die Reihen-Mammografie macht also die Frauen unnötig zu Brustkrebskandidatinnen, deren Gewebeanomalie harmlos ist, oder deren Krebs und seine Vorstufen ohne Früherkennung vielleicht niemals auffällig geworden wären, vor allem, wenn das körpereigene Abwehrsystem intakt ist. (siehe Vitamin D, Kapitel 21)

Eine aktuelle britische Studie widerlegt auch das Argument, dass sich der Effekt der flächendeckenden Reihenuntersuchung langfristig zeigen werde. Die Wissenschaftler werteten Daten aus 39 Jahren Brustkrebsfrüherkennung aus und kamen zu dem ernüchternden Schluss: „Das Mammografie-Screening hat keinen Effekt auf die Sterblichkeit."

Eine Veröffentlichung im September 2000, die auf einer einzigartigen, groß angelegten Screening-Studie durch Epidemiologen der Universität Toronto durchgeführt wurde, belegt, dass monatliche ***Selbstuntersuchungen der Brust*** nach kurzer Einweisung in Kombination mit jährlichen klinischen Brustuntersuchungen durch einen Spezialisten mindestens genauso wirksam für die frühzeitige Entdeckung von Tumoren ist wie die Mammografie.

Außerdem ist diese Methode sicherer.

Fazit:
Auch eine neue Studie dänischer Forscher stellt dem Mammografie-Screening ein vernichtendes Urteil aus: In ihrer Auswertung fanden die Forscher um Peter Gøtzsche und Karsten Jørgensen vom *Nordischen Cochrane Zentrum* in Kopenhagen heraus, dass Mammografie-Screening bei Frauen im Alter von 50 bis 69 Jahren keinerlei positiven Effekt hat. Ihre Ergebnisse veröffentlichten die Forscher im Fachmagazin *British Medical Journal*.

23.2 Tamoxifen versus natürliches Progesteron

Auch eine Östrogendominanz kann zu Brustkrebs führen. Progesteron aktiviert jedoch ein Gen, das dieses verhindern kann. Wenn genügend Progesteron als Balance für das Östradiol vorhanden ist, gibt es also im Allgemeinen keinen Brustkrebs.

Die Schulmedizin behandelt Frauen nach einer Brustkrebserkrankung mit Tamoxifen, das die Östrogenrezeptoren der Brust blockieren und so ein Rezidiv (Rückfall) verhindern soll. Tamoxifen wird als sogenanntes „Antiöstrogen“ verwendet. Einerseits ist Tamoxifen selbst ein schwach wirkendes Östrogen, andererseits als Östrogenblocker ein starkes Medikament mit unangenehmen Nebenwirkungen. Da Tamoxifen u.a. auf die Gebärmutterzellen wie Östrogen wirkt, kann es dort Gebärmutterkrebs, das sogenannte Endometriumskarzinom, fördern. Dieser durch Tamoxifen hervorgerufene Krebs ist besonders bösartig, führt schneller zu Metastasen und zeigt sich nicht durch Blutungen, sodass er meist zu spät entdeckt wird. Deshalb verlangt die Schulmedizin auch die regelmäßige Kontrolle der Gebärmutter unter der Therapie mit Tamoxifen.

Da Progesteron als Gegenspieler zum Östradiol eine Östrogendominanz verhindert oder eine bestehende auflöst, ohne dass

Relatives Brustkrebsrisiko unter verschiedenen Hormontherapievarianten

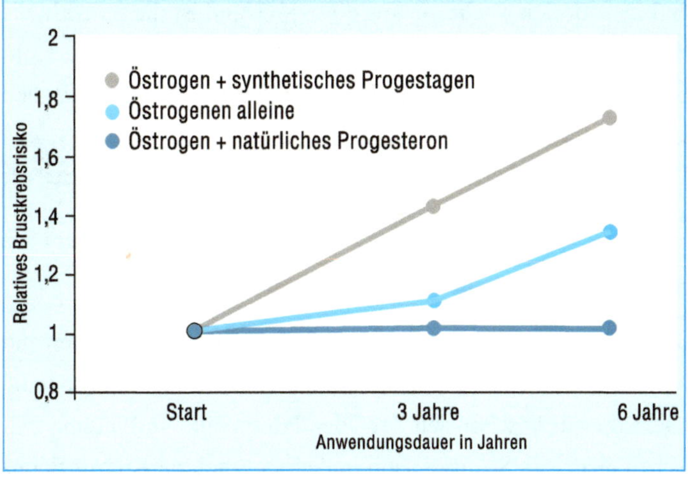

Nebenwirkungen bekannt sind, sollte auch nach Brustkrebs sinnvollerweise Progesteron statt Tamoxifen gegeben werden.

(siehe auch „Natürliches Progesteron“ Goldmann TB Verlag, München 2000)

23.3 Selen und Krebs

Ausreichend hohe Selenspiegel können der Krebsentstehung vorbeugen

Selen ist ein essenzielles Spurenelement. Seine antioxidative Wirkung und die Fähigkeit Schwermetalle zu binden, schützen die Körperzellen vor den Angriffen freier Radikale und stärken das Immunsystem. Eine ausreichende Selenversorgung kann vor vielen Krankheiten schützen.

Da der Körper Selen nicht selbst produzieren kann, muss es über die Nahrung aufgenommen werden. Denn ausschließlich Pflanzen können das anorganische Selen aus dem Boden aufnehmen. Dies funktioniert jedoch nur, wenn die Pflanzen auf selenhaltigen Böden wachsen. Aus diesem Grund ist die individuelle Selenversorgung der Bevölkerung unter anderem von der Konzentration des Selens in den landwirtschaftlich genutzten Böden eines Landes abhängig.

In Deutschland liegen die gemessenen Selenblutwerte oft unter dem Referenzbereich von 100–140 μg/l im Vollblut.[1]

Erhöhtes Krebsrisiko durch Selendefizit

In der Vergangenheit wurde beobachtet, dass in Gebieten mit selenreicher Nahrung Krebserkrankungen seltener vorkommen. Deshalb wurde schon seit den 70er-Jahren eine Verbindung zwischen niedrigen Selenspiegeln und einer erhöhten Krebsinzidenz postuliert.[2] Zahlreiche prospektive Studien konnten diesen Zusammenhang seitdem untermauern.[3-6]

Daraus ergibt sich die Frage, ob ein Ausgleich des Selendefizits durch eine Selensupplementierung das Krebsrisiko senken kann. Hierbei ist vor allem die Nutritional Prevention of Cancer (NPC)-Studie zu nennen, die den Einfluss einer Selensupplementierung (200 μg/Tag in Form von Selenhefe über 4,5 Jahre) auf die Inzidenz (Anzahl der Neuerkrankungen) von Hautkrebs und anderen Krebsarten bei 1.312 Studienteilnehmern untersuchte.[7]

Während für die Inzidenz von Hautkrebs kein Unterschied festgestellt werden konnte, wies die Selengruppe im Vergleich zur Placebogruppe eine insgesamt signifikant niedrigere Krebsinzidenz (alle Lokalisationen) und insbesondere eine verringerte Hazard Ratio* für Prostatakrebs auf.

Eine ausreichende Versorgung mit Selen kann also nicht nur die Verträglichkeit von Krebsmedikamenten und die Nebenwirkungen der Chemotherapie verbessern, sondern auch dazu beitragen das Tumorwachstum zu hemmen.

---

1 Rayman MP. The importance of selenium to human health. Lancet 2000; 356: 233-241.
2 Schrauzer GN, White DA, Schneider CJ. Cancer mortality correlation studies--III: statistical associations with dietary selenium intakes. Bioinorg Chem 1977; 7: 23-31.
3 Zhuo H, Smith AH, Steinmaus C. Selenium and lung cancer: a quantitative analysis of heterogeneity in the current epidemiological literature. Cancer Epidemiol Biomarkers Prev 2004; 13: 771-778.
4 Amaral AF, Cantor KP, Silverman DT et al. Selenium and bladder cancer risk: a meta-analysis. Cancer Epidemiol Biomarkers Prev 2010; 19: 2407-2415.
5 Peters U, Takata Y. Selenium and the prevention of prostate and colorectal cancer. Mol Nutr Food Res 2008; 52: 1261-1272.
6 Brinkman M, Reulen RC, Kellen E et al. Are men with low selenium levels at increased risk of prostate cancer? Eur J Cancer 2006; 42: 2463-2471.
7 Clark LC, Combs GF, Jr., Turnbull BW et al. Effects of selenium supplementation for cancer prevention in patients with carcinoma of the skin. A randomized controlled trial. Nutritional Prevention of Cancer Study Group. JAMA 1996; 276: 1957-1963.
Duffield-Lillico AJ, Reid ME, Turnbull BW et al. Baseline characteristics and the effect of selenium supplementation on cancer incidence in a randomized clinical trial: a summary report of the Nutritional Prevention of Cancer Trial. Cancer Epidemiol Biomarkers Prev 2002; 11: 630-639.

* Die Hazard Ratio wird häufig bei Krebsstudien verwendet. Sie gibt das Risikoverhältnis zwischen den verschiedenen Behandlungsgruppen an.

23.4 Impfung gegen Gebärmutterhalskrebs

Mit großem Werbeaufwand und viel Prominenz wurde die neue Vorsorgeimpfung HPV gegen Gebärmutterhalskrebs vorgestellt. Und viele ÄrztInnen begannen umgehend damit, flächendeckend junge Mädchen zu impfen. Warum plötzlich diese Impfung? Um was für Viren handelt es sich dabei? Die sogenannten Humanen Papillom Viren, abgekürzt HPV oder HP-Viren, kommen vor allem im Genitalbereich vor. Die meisten der über 100 bekannten HP-Viren sind harmlos, einige gelten als krebserregend. Bei den meisten Frauen heilen sie von selbst wieder aus, manchmal zeigen sie sich auch in Form von Warzen im Genitalbereich. In seltenen Fällen kommt es zu Gewebeveränderungen und zu Krebsvorstufen im Genitalbereich und der Gebärmutter. Übertragen werden die Viren durch Geschlechtsverkehr und durch Oralsex.
Dass es bei der HPV-Impfung hinter den Kulissen nicht immer mit rechten Dingen zugegangen ist, beweisen mittlerweile viele Berichte.

Bei der FDA, der offiziellen US Behörde für Arzneimittelzulassungen, sind 1.637 Berichte über mögliche unerwünschte Arzneimittelwirkungen und erste Verdachtsfälle nach HPV-Impfung eingegangen. Darunter waren 371 schwere Fälle wie Fazialis-Lähmungen, Guillain-Barré-Syndrome und Krampfanfälle sowie drei Todesfälle. Kritisiert wird u.a., dass die Werbestrategien teilweise ganz bewusst Ängste schüren und Eltern damit unter Druck gesetzt werden, ihre Töchter impfen zu lassen.

Auch Schlagzeilen wie: „Korruptionsverdacht bei der Nobelpreisverleihung für den Wissenschaftler, der die Grundlagen zur Entwicklung der HPV-Impfung lieferte“, reißen nicht ab. Die *Taz* berichtete über die Hintergründe: *http://www.taz.de/!27154/*

Eine neue italienische Untersuchung kommt zu dem Schluss, dass nach HPV-16 Impfungen Nebenwirkungen in Form von Autoimmunerkrankungen nahezu unvermeidlich seien.*

Auf der Internetseite des Paul-Ehrlich-Instituts, dem Bundesinstitut für Impfstoffe, werden Nebenwirkungen aufgelistet, die nach HPV-Impfungen gemeldet wurden. Es wird allerdings darauf hingewiesen, dass die Dunkelziffer weitaus höher ist.

Dr. Klaus Hartmann, Berater und Gutachter für Impfschäden, geht davon aus, dass bis zu 95 Prozent der Nebenwirkungen nach einer Impfung von Eltern und auch von ÄrztInnen nicht gemeldet würden. „Mädchen, die dann über Wochen krank sind, die dann nicht in die Schule gehen können, die chronisch müde oder abgeschlagen sind. Auch das sind relativ häufige Probleme dieser HPV-Impfung“, so Dr. Hartmann. Er rät, Nebenwirkungen von Impfungen unbedingt dem Paul-Ehrlich-Institut zu melden. Auf der Verbraucherseite des Instituts können Sie diese selbst melden: *http://impfen-nein-danke.jimdo.com/hilf-dir-selbst/ärzte-gutachter/*

Tatsache ist, dass 97 % aller Studien zu Impfungen von der Pharmaindustrie kommen. Da lässt sich leicht erraten, dass wir es hier nicht mit einem objektiven Gremium zu tun haben.

Doch offizielle deutsche Stellen befürworten immer noch die HPV-Impfung, wie das Robert-Koch-Institut oder die Deutsche Krebshilfe e.V. Nach Ansicht von Pharmakritikern ist der Nutzen des Impfstoffs allerdings noch gar nicht ausreichend belegt. Vor allem Langzeitstudien gibt es noch nicht.

Heute hört man nicht mehr viel von der HPV-Impfung, ja, man sagt sogar, dass sie ohne therapeutische Wirkung sei.

---

* Kanduc D:Quantifying the possible cross-reactivity risk of an HPV16 vaccine. .J Exp Ther Oncol. 2009;8(1):65-76.)

Mehr Hintergrundinformationen finden Sie auf:

www.rolf-kron.de

www.impfschaden.info

www.impf-report.de

www.efi-online.de

23.5. Übersicht über Beschwerden und Krankheiten, die auch mit einem Hormonungleichgewicht in Zusammenhang stehen können

„Neun Zehntel unseres Glückes beruhen allein auf der Gesundheit. Mit ihr wird alles eine Quelle des Genusses. Hingegen ist ohne sie kein äußeres Gut, welcher Art es auch sei, genießbar."

Arthur Schopenhauer

Beschwerden und möglicher Hintergrund*

Akne und ölige Haut: Progesterondefizit, hoher Testosteron- und hoher DHEA-Spiegel, Eierstockzysten

Allergien: Progesteronmangel, Östrogendominanz, niedriger Cortisolspiegel, DHEA-Mangel

Alopezie: s. Haarausfall

Andropause: (siehe auch Kapitel 10) Wechseljahre beim Mann, sinkende Spiegel an Progesteron und Testosteron; Beschwerden beginnen in der Regel zehn Jahre später als bei der Frau.

Angstzustände: Progesteronmangel, DHEA-Mangel, Östrogendominanz, anhaltender Stress, Schilddrüsenfunktionsstörung, aber auch Schlafmangel, zu viel Koffein, Energydrinks, Diäten, Medikamente, Vitamin-B-Mangel, zu viel Computer und Fernsehen

Arthrosen: s. Gelenkprobleme

---

* ohne Anspruch auf Vollständigkeit

Augenringe: Cortisol- und DHEA-Mangel, Schilddrüsenfunktionsstörung, Erschöpfung der Nebenniere

Autoimmunerkrankungen wie Morbus Hashimoto, Lupus erythematodes, Multiple Sklerose: Progesteron- , Cortisol- und DHEA-Mangel und Mangel an vielen sogenannten Vitalstoffen (Vitamine, Mineralien, Fettsäuren...)

Bartwuchs bei der Frau: zu viele Androgene wie DHEA oder Testosteron und zu wenig Progesteron und Östrogene

Bauchfett: Östrogendominanz, Testosteronmangel, hoher Cortisolspiegel, niedriges DHEA, Insulinresistenz, Schilddrüsenfunktionsstörung

Bindegewebsschwäche/Venenbeschwerden: Progesteronmangel, DHEA-Mangel, Östrogendominanz

Blasenschwäche/Inkontinenz zum Beispiel beim Husten, Niesen oder Lachen: Fehlen von Progesteron, Östriol und DHEA, generell niedriger Hormonspiegel, nach einer Entfernung der Gebärmutter

Blasenentzündung: häufigster Verursacher sind die „Pille“, Progesteronmangel und Östriolmangel

Blutdruckschwankungen: oft DHEA- oder Cortisolmangel/ Schilddrüsenfunktionsstörung

Blutungsstörung, Zyklusstörungen: Östrogendominanz, Progesteronmangel

Brustzysten: Östrogendominanz, Progesteronmangel

Burn-out-Syndrom, Erschöpfung: Cortisol- und DHEA-Mangel, Schilddrüsenfunktionsstörung

Daumengelenkschmerzen: Progesteronmangel, Östrogenmangel

Depression: Östrogen zu hoch oder zu niedrig, Progesteronmangel, DHEA-Mangel, Vitamin-B- Mangel

Dyspnoe – Kurzatmigkeit: Progesteronmangel, DHEA-Mangel

Empfängnisunfähigkeit, Abgänge, Frühgeburten: Progesteronmangel, Östriolmangel/ Östradiolmangel

Emotionen, schwankende (Aggression, Depression): Progesteronmangel, Östrogendominanz, DHEA-Mangel, Schilddrüsenfunktionsstörung

Endometriose: Progesteronmangel kann eine von vielen Ursachen sein.

Entzündungen generell/erhöhte Infektanfälligkeit: Vitamin-D-Mangel, Cortisolmangel, DHEA-Mangel, hormonelles Ungleichgewicht,
bei chronischen Entzündungen oft DHEA-Mangel und Progesteronmangel, aber auch Mineralstoffmangel (Zink, Selen, Chrom) und Vitaminmangel (B-Komplex und Vitamin E)

Eierstockzysten: Progesteronmangel und Östrogenüberschuss

Empfindlichkeit der Brust: Progesteronmangel und Östrogenüberschuss

Erschöpfung, schnelle: s. Müdigkeit, chronisch

Fetteinlagerung „Schwimmring“: Östrogenüberschuss, DHEA-Mangel, Testosteronmangel, Schilddrüsenfunktionsstörung

Fettleibigkeit, krankhafte: s. Gewichtszunahme

Fibrome (Myome in der Gebärmutter): Östrogendominanz, Progesteronmangel

Fibromyalgie u.a.: Vitamin-D-Mangel, hormonelles Ungleichgewicht, auch Neurotransmitter-Störung und Vitalstoffmangel

Ganglion, Überbein: Progesteronmangel, DHEA-Mangel

Gedächtnisstörungen: Stress, hoher Cortisolspiegel, Östrogendominanz, Progesteronmangel, DHEA-Mangel

Gelenkbeschwerden, wechselnde, wandernde an Knie, Schulter, Ellenbogen, Finger- und Handgelenken (CTS = Carpaltunnelsyndrom): Progesteronmangel, Östrogenmangel, DHEA-Mangel, Schilddrüsenstörung

Geräuschempfindlichkeit: Cortisolmangel, DHEA-Mangel, Progesteronmangel

Haarausfall (Alopezie): Übermaß an Testosteron und Östrogen, fehlendes Progesteron, zu viel denaturierte Kohlehydrate, Östrogendominanz, Schilddrüsenunterfunktion, Mangel an Aminosäuren und Vitalstoffen, wie Vitaminen, Mineralien, Spurenelementen

Haare an Kinn und Oberlippe bei Frauen: Progesteronmangel, Nebennierenrinde stellt benötigte Hormone dann aus DHEA her. Dies führt zu vermehrter Bildung männlicher Hormone, die normalerweise bei Frauen nur in kleinen Mengen gebildet werden.

Harnwegsirritationen, Entzündungen, häufige Infekte: Progesteronmangel, Östrogen zu niedrig, bakterielle Infektion, „Pille“

Hashimoto = Morbus Hashimoto (Entzündung der Schilddrüse): Östrogendominanz, Progesteronmangel, Hormon-Spirale, die Pille und Mineralstoffmangel (Selen)

Haut, dünne: Sehr hohes oder sehr niedriges Cortisol, niedriger Östrogen- ,Testosteron- und DHEA-Spiegel und Progesteronmangel

Herzgegend, Druck und Brennen: Progesteronmangel, Testosteronmangel, DHEA-Mangel

Herzinfarkt bei Männern: oft auch Progesteronmangel, hormonelles Ungleichgewicht, Herzinsuffizienz / Kardiomyopathie: Vitamin-D-Mangel, Testosteronmangel; allgemein: fehlende Vitalstoffe, Hormonmangel

Herzklopfen: Progesteronmangel, niedriger Cortisol-, DHEA- und Testosteronspiegel

Herzrhythmusstörungen: Progesteronmangel, Schilddrüsenfunktionsstörung, DHEA-Mangel

Hirsutismus: s. Haare an Kinn und Oberlippe bei Frauen: in erster Linie genetisch bedingt, hormonelles Ungleichgewicht

Hitzewallungen: niedriger Östrogen- und Progesteronspiegel, schwankende Hormonwerte während der Menopause

Hören, Schwerhörigkeit, Hörsturz: Estriolmangel, Progesteronmangel, Östrogendominanz, Cortisol- und DHEA-Mangel

Hypoglykämie – niedriger Blutzuckerspiegel: Östrogendominanz, Progesteronmangel, niedriger Cortisolspiegel

Impotenz: Testosteronmangel, Medikamente, Schilddrüsenfunktionsstörungen

Infektanfälligkeit: s. Entzündungen

Kalte Hände und Füße: Progesteronmangel, Östrogendominanz in Wechselwirkung mit Schilddrüsenfunktionsstörungen, Unterfunktion der Schilddrüse (Hypothyreose)

Konzentrationsschwäche, umnebeltes Denken: Vitamin-D-Mangel, Östrogen- und Progesteronmangel, niedriger Testosteron- und DHEA-Spiegel, Östrogendominanz, Hypoglykämie (niedriger Blutzuckerspiegel), Schilddrüsenunterfunktion

Koordinationsprobleme: Progesteronmangel, DHEA-Mangel, hormonelles Ungleichgewicht, Vitamin-D-Mangel

Kopfschmerzen und Migräne: Östrogendominanz, Progesteronmangel, speziell prämenstruell

Krämpfe und Verspannungen: Progesteronmangel, Mineralstoffmangel

Krebs: auch hormonelles Ungleichgewicht, künstliche Hormonersatztherapie

Kurzatmigkeit – Dyspnoe: Progesteronmangel, DHEA-Mangel

Launen, extreme: hormonelles Ungleichgewicht, Progesteronmangel, DHEA-Mangel

Libido, verminderte: niedriges Testosteron, DHEA, Progesteron, Östrogendominanz

Lupus erythematodes: s. Autoimmunerkrankungen

Mastopathie: Östradiol zu hoch (Hormonersatztherapie, „Pille"), Östrogendominanz

Migräne: Progesteronmangel und DHEA-Mangel, Östrogendominanz, Vitalstoffmangel und Mangel an Vitamin D

Missempfindungen/CTS = Carpaltunnelsyndrom, unruhige Beine = restless legs, Kribbeln in Armen und Beinen Östrogendominanz, Progesteronmangel, DHEA-Mangel, Mineralstoffmangel, Vitamin-B-Mangel

Morbus Hashimoto: s. Autoimmunerkrankungen

Müdigkeit, chronisch: Schilddrüsenunterfunktion, Cortisolmangel, Östrogendominanz, DHEA-Mangel, Stress, Schlafmangel

Multiple Sklerose: s. Autoimmunerkrankungen

Muskelschwäche: Niedriges Cortisol, Progesteronmangel, DHEA-Mangel, Testosteronmangel, Schilddrüsenfunktionsstörung

Myome: s. Fibrome

Nachtschweiß: Schwankende Östrogenspiegel, Progesteronmangel, Östrogenmangel, Östrogendominanz, Schilddrüsenfunktionsstörung (Hyperthyreose)

Osteopenie = verringerte Knochenmasse (keine Osteoporose!): Niedriges Progesteron, DHEA-Mangel, niedriges Östrogen, Vitamin-D-Mangel

Osteoporose = deutlich verringerte Knochenmasse mit der Gefahr von Wirbelkörpereinbrüchen oder Schenkelhalsbrüchen bei Sturz: Progesteronmangel; Dr. John R. Lee (siehe Anhang) wies nach, dass durch Progesterontherapie innerhalb weniger Jahre 15 Prozent neue Knochenmasse entstehen kann.

Panikattacken, Phobien: Progesteronmangel, Östrogendominanz, DHEA-Mangel, Schilddrüsenfunktionsstörung

Paradontose, Zahnfleischprobleme: Progesteronmangel

Prämenstruelles Syndrom (PMS = Schmerzen vor der Periode): Progesteronmangel, Magnesiummangel, Vitamin-E-Mangel

Prostatabeschwerden: Progesteronmangel, Zinkmangel

Reizbarkeit: Niedriger Östrogen- und Progesteronspiegel, Östrogendominanz, hoher Testosteronspiegel, niedriges DHEA, Übermaß an Cortisol

Rheuma: s. Arthrose, Fibromyalgie

Schilddrüsenfunktionsstörungen: Unausgewogener Hormonhaushalt, Progesteronmangel

Schilddrüsenentzündung (Morbus Hashimoto): Progesteronmangel, Selenmangel

Schläfrigkeit: Übermaß an Progesteron, kommt nur bei oraler Einnahme und bei grober Überdosierung vor, Schilddrüsenunterfunktion

Schlafstörungen: Schilddrüse, Progesteronmangel, DHEA-Mangel, Stress und fehlende Bewegung/Sport

Schleimhäute, trockene: Östriolmangel, Progesteronmangel

Schmerzen: Niedriger Cortisolspiegel, Östrogendominanz, Progesteronmangel, niedriges Testosteron und DHEA, Schilddrüsenfunktionsstörung

Schmerzen beim Geschlechtsverkehr: Östriolmangel

Schmerzen in der Gallenblase: Östrogendominanz, Progesteronmangel

Schnarchen: Progesteronmangel, DHEA-Mangel, evtl. auch Östriolmangel (trockene Schleimhäute)

Schweißausbrüche: s. Hitzewallungen

Schwindel: Progesteronmangel, DHEA-Mangel, Cortisolmangel

Schwitzen, vermehrtes: Schilddrüsenüberfunktion, Östrogendominanz, Östrogenmangel, Progesteronmangel

Sehstörungen: Progesteronmangel, Östrogendominanz

Sexuelle Lustlosigkeit (Libidoverlust): DHEA-, Testosteron-, Progesteronmangel oder Östrogendominanz

Spermaqualität, mangelnde: Progesteron ist oft hilfreich

Stimmungsschwankungen, zyklische: Progesteronmangel, Östrogendominanz

Tränenausbrüche: Progesteronmangel, DHEA-Mangel, hormonelles Ungleichgewicht, Wechseljahre

Trockene Augen: s. auch Schleimhäute; Östriol-, Progesteronmangel

Trockene Haut: Östrogenmangel, Östrogendominanz, Schilddrüsenstörung

Trockenes, sprödes Haar: niedriger Progesteronspiegel, Östrogendominanz verursacht Schilddrüsenunterfunktion

Trockenheit der Schleimhäute: Östriolmangel, DHEA-Mangel

Trockene Vagina: Östriolmangel

Übergewicht: Schilddrüsenfunktionsstörung, Östrogendominanz, DHEA-Mangel, Cortisolmangel

Übersensibilität: Östrogendominanz, Progesteronmangel, DHEA-Mangel

Venenprobleme: Progesteronmangel, DHEA-Mangel

Vitiligo/Weißfleckenkrankheit: Cortisolmangel, Progesteronmangel, DHEA-Mangel

Verdauung, träge: Östriolmangel, DHEA zu niedrig, Schilddrüsenunterfunktion (Hypothyreose)

Vergesslichkeit: Progesteronmangel, Östrogendominanz, DHEA-Mangel, Stress, Schilddrüsenfunktionsstörung

Wassereinlagerungen: Östrogendominanz, Progesteronmangel

Wechseljahrsbeschwerden: Progesteronmangel, Östrogendominanz, Östrogenmangel, Schilddrüsenfunktionsstörung

Weinen: Östrogendominanz, Progesteronmangel, DHEA-Mangel, Cortisolmangel, Schilddrüsenfunktionsstörung

Wochenbettprobleme: Progesteronmangel

Zahnfleischprobleme: s. Paradontose

Zwischenblutungen: Progesteronmangel, Schilddrüsenunterfunktion

Zyklusstörungen, Blutungsstörungen: Progesteronmangel, Östrogendominanz, Schilddrüsenfunktionsstörung

Zysten am Eierstock und/oder Brustzysten: Östrogendominanz, Progesteronmangel

23.6 Häufige Fragen und ihre Antworten

„Verstehen kann man das Leben rückwärts; leben muss man es aber vorwärts.“

Sören Kierkegaard

Allgemeine Fragen:

Was sind Hormone?

Hormone sind Botenstoffe im Körper, die in den Drüsenzellen verschiedener Organsysteme gebildet und anschließend ins Blut abgegeben werden. Sie gelangen zu den Zellen, an denen über spezielle Rezeptoren bestimmte Informationen übermittelt werden. Hormone haben vielfältige und lebenswichtige Aufgaben, vom Blutzuckerspiegel über den Wasserhaushalt und den Blutdruck bis hin zur Schwangerschaft. Wir denken bei Hormonen meist an Geschlechtshormone, obwohl es unzählige andere Hormone im Körper gibt.

Was ist der Unterschied zwischen künstlichen und naturidentischen/bioidentischen Hormonen?

Bioidentische oder naturidentische Hormone sind Hormone, deren biochemische Struktur identisch ist mit den körpereigenen, natürlichen Hormonen. Naturidentische Hormone wirken sanft und ohne Nebenwirkungen, da sie, wie das Schlüssel-Schloss-Prinzip, genau wie die natürlichen Originalhormone in deren Rezeptoren (Bindungsstellen an den Zielzellen) passen. Künstliche

Hormone sind immer Fremdstoffe für den Körper, sie sollten besser Medikamente mit Hormonwirkung genannt werden, denn das sind sie auch. Kleinste molekulare Veränderungen dieser synthetischen Verbindungen haben enorme Auswirkungen. Sie unterliegen nicht mehr dem normalen Mechanismus des Ausscheidens, ihre Wirkung kann nicht gestoppt oder aufgehoben werden, die Rezeptoren für die natürlichen Hormone werden blockiert. Die Harmonie und das Gleichgewicht eines gesunden Stoffwechsels gehen verloren. Da das Immunsystem, das Hormonsystem und das Nervensystem eng miteinander verknüpft sind, verändern sich viele Stoffwechselprozesse durch körperfremde Hormone, es entstehen Beschwerden oder Krankheiten, und das Risiko für Krebs, Herzinfarkt und Schlaganfall erhöht sich unverhältnismäßig.

Welche Krankheiten und Beschwerden können mit einem gestörten Hormonhaushalt zusammenhängen?

Schilddrüsenprobleme, Schlafstörungen, Gelenkbeschwerden, Wassereinlagerungen, Schwindelgefühle, Herzrhythmusstörungen, Druck und Brennen in der Herzgegend, Prostatabeschwerden, Impotenz, Migräne, PMS (Schmerzen vor der Regel), Osteoporose, Wechseljahrsbeschwerden, vermehrtes Schwitzen, Hitzewallungen, Angst- und Panikattacken, Blutdruckschwankungen, schnelle Erschöpfung, Energielosigkeit, Depressionen, Konzentrationsstörungen, Gewichtszu- oder abnahme, krankhafte Fettleibigkeit, aber auch Autoimmunerkrankungen wie Morbus Hashimoto, Lupus erythematodes, Multiple Sklerose (MS), Fibromyalgie und viele andere mehr.

Was sind die häufigsten Gründe für in Hormonungleichgewicht?

Stress, falsche Ernährung, mangelnde Bewegung, Medikamente mit Hormonwirkung, wie die „Pille“, Hormonspirale, Hormonersatztherapie (HET), Umweltgifte und seelische Belastungen.

Wie lange soll man naturidentische Hormone nehmen?

So lange wie Beschwerden bestehen. Durch die Erfahrung der letzten Jahrzehnte wissen wir, dass sie unbedenklich auch über viele Jahre gegeben werden können.

Warum hört man so wenig über eine Behandlung mit naturidentischen Hormonen?

Dies liegt eindeutig an kommerziellen Interessen. Alles, was in der Natur vorkommt, kann nicht patentiert werden und ist damit für die Pharmaindustrie uninteressant. Also werden die Stoffe, die in der Natur vorkommen, im Labor künstlich verändert, können dann patentiert und mit großem Gewinn vermarktet werden. Der entscheidende Nachteil ist, dass sie nicht mehr identisch sind mit den Hormonen, die natürlicherweise in unserem Körper vorkommen. Daher haben sie nur noch Teilwirkungen, dafür teilweise jedoch erhebliche unerwünschte und schädliche Wirkungen.

Warum weiß meine Ärztin/mein Arzt so wenig über dieses Thema?

Ärztinnen und Ärzte erfahren während ihres Studiums und ihrer Ausbildung sehr wenig bis gar nichts über die Therapie mit naturidentischen Hormonen. Auch in anschließenden Weiterbildungen ist der Bereich der Naturheilkunde immer noch ein Randgebiet.

Wo gibt es in meiner Nähe jemanden, der sich in der Behandlung mit bioidentischen Hormonen auskennt?

Auf unseren Webseiten finden Sie eine Liste von Ärztinnen und Ärzten, die Erfahrung mit dem Einsatz und der Behandlung biologischer Hormone haben. Diese Liste kann auch mit Ihrer Hilfe immer länger werden. Ergänzend dazu muss allerdings noch einiges gesagt werden: Die Therapie mit naturidentischem Progesteron ist trotz allem eine Hormontherapie. Hormone sind in Deutschland, Österreich und der Schweiz verschreibungspflichtig. Die Therapie mit biologischen Hormonen gehört deshalb in die Hände von kundigen Ärztinnen und Ärzten.

Gehe ich durch die Einnahme von natürlichen, biologischen Hormonen ein erhöhtes Krebsrisiko ein?

Nein, bisher sind bei einer Therapie mit naturidentischen Hormonen bei richtiger Anwendung keine Nebenwirkungen bekannt. Neuere Studien belegen überdies einen Schutz vor Krebs.

Kann ich durch die Anwendung der Progesteroncreme meine Periode wieder bekommen?

Möglicherweise ja, je nach Alter, entweder einmalig als Abbruchblutung der vorhandenen Schleimhaut oder wenn die Eierstöcke noch reagieren auch mehrmals oder wieder regelmäßig.

Es hängt von mehreren Faktoren ab, unter anderem vom Alter.

Fragen zu Östrogen:

Wofür ist Östrogen gut und warum gibt es verschiedene Arten von Östrogen?

Beim Östrogen handelt es sich um eine Gruppe von Hormonen. Die drei wichtigsten Vertreter sind das Östron (E1), die Speicherform, das Östradiol (E2), das Haupthormon der Östrogene, „das, was eine Frau zur Frau macht", und das Östriol (E3), das „Schleimhautöstrogen". Östradiol bewirkt in der Pubertät die Ausbildung der typischen weiblichen Geschlechtsmerkmale, Östriol erhält die Blase und die Schleimhäute im Körper gesund. Östrogene sind für den Eisprung verantwortlich, sie bereiten die Gebärmutter auf eine mögliche Schwangerschaft vor und haben noch viele andere Aufgaben im Körper.

Sollen Frauen auch Östrogene bekommen?

Zur Beantwortung dieser Frage sind die Ergebnisse eines Speicheltests ausschlaggebend. Die meisten Frauen brauchen bei der Anwendung von natürlichem Progesteron kein zusätzliches Östrogen. Ausnahmen sind sehr schlanke und zierliche Frauen, die kaum Fettzellen im Körper haben, sie benötigen Östrogene als Östradiol in der richtigen Dosierung zum Progesteron. Bei Scheidentrockenheit und Hitzewallungen reicht aber meist eine Östriolsalbe.

Wann spricht man von einer Östrogendominanz?

Wenn im Verhältnis zu viel Östradiol und zu wenig Progesteron im Körper vorhanden ist. Unbalanciertes Östrogen ist immer mit gesundheitlichen Störungen verbunden.

Welches sind die häufigsten Symptome einer Östrogendominanz?

Schilddrüsenstörung, Myome und Zysten, Brustschmerzen, Blutungsstörungen, vermehrtes Fettgewebe an Bauch, Hüften und Oberschenkeln, Ödeme, Völlegefühl, Gefühl von „Aufgeblasensein", depressive Verstimmungen, innere Unruhe, Ängste, Panikattacken, Schwindelgefühle, Stimmungsschwankungen, Reizbarkeit, Konzentrationsstörungen, Kopfschmerzen und Migräne.

Wie behandelt man eine Östrogendominanz?

Nach einem Speicheltest wird das fehlende Hormon Progesteron in seiner biologischen Form und in der benötigten Dosis gegeben.

Warum wird so viel mehr Wert auf Östrogen gelegt und warum hört man so wenig über Progesteron?

Dies hat etwas mit der Geschichte der Hormone zu tun, mit ihrer Entdeckung und der Vermarktung durch die Pharmaindustrie.

Fragen zu Progesteron:

Was ist Progesteron?

Progesteron ist das Hormon, das zum Beispiel in der zweiten Zyklushälfte bei fruchtbaren Frauen im Eierstock gebildet wird. Es ist das Schwangerschaftshormon (lat. pro gestare = für das Tragen, also für die Schwangerschaft). Es ist sowohl ein Hormon mit eigener Wirkung, wird bei Bedarf aber auch in andere Hormone umgewandelt, da es ein Vorläufer von Cortison, Testosteron und den Östrogenen ist. Progesteron kommt bei allen Wirbeltieren, bei Kindern, Männern und Frauen vor, es ist ein geschlechtsneutrales Hormon, das unverzichtbar für unsere

Gesundheit ist. Männer bilden Progesteron in den Nebennieren und in den Hoden.

Warum natürliches Progesteron?

Weil es mit dem Progesteron des Körpers völlig identisch ist und deshalb ohne Probleme oder Nebenwirkungen vom Körper verstoffwechselt werden kann.

Wie wirkt natürliches Progesteron?

Progesteron verbessert einerseits die Östrogenwirkung und andererseits gleicht es dessen überschießende Wirkung aus. Es hat aber auch viele weitere Aufgaben im Körper, um uns gesund und leistungsfähig zu erhalten. Progesteron ist auch noch die Vorstufe anderer Hormone wie dem Stresshormon Cortisol (beziehungsweise seiner Vorstufe Kortison), dem Testosteron und den Östrogenen. Es baut Nervenhüllen auf, reguliert unsere Blutgerinnung, wirkt angstlösend und emotional stabilisierend, krampflösend, kurz, ohne genügend Progesteron im Körper geht es uns schlecht, egal ob Mann oder Frau.

Wie weiß ich, ob ich einen Progesteronmangel habe?

Bei der Frau beginnen häufig die Probleme mit PMS, Zysten in der Brust und in den Eierstöcken, Myomen in der Gebärmutter, heftigen und verlängerten Regelblutungen, Herzrhythmusstörungen, Blasenproblemen und Gemütsschwankungen.

Beim Mann können sich Beschwerden mit der Prostata, Nachlassen der Erektion und eine Gewichtszunahme durch einen Rückgang der Hormonproduktion einstellen. Bei beiden Geschlechtern können aber auch andere Störungen Hinweise sein: Depressionen, ein Gefühl der Sinnlosigkeit, Vergesslichkeit, Schlafstörungen, Nachlassen der Libido, Leistungsabfall und Blutdruckschwankungen.

Sicherheit, dass es sich um einen Progesteronmangel handelt, liefert jedoch nur ein Speicheltest.

Bei welchen Beschwerden hilft natürliches Progesteron?

Progesteron kann helfen bei Beschwerden vor und während der Menstruation, bei Brustspannen, Brustschmerzen, Zysten in der Brust, Zysten in den Eierstöcken, bei Myomen in der Gebärmutter, bei Beschwerden der Wechseljahre, es ist ein natürliches Antidepressivum, wirkt psychisch ausgleichend und stabilisierend, normalisiert die Blutgerinnung, reduziert dadurch die Gefahr von Schlaganfall und Embolien, verbessert die Schilddrüsenfunktion, hilft Fett in Energie umzuwandeln, wirkt ausschwemmend und reguliert so Ödeme und hohen Blutdruck, stärkt Gefäßwände und verbessert Venenbeschwerden, schützt vor Brust- und Gebärmutterkrebs, schützt vor Herzerkrankungen, verbessert die Konzentration und die Gedächtnisleistung, verbessert den Schlaf und die Schlafqualität, wirkt knochenaufbauend und bessert so auch Osteoporose und hat im Gegensatz zu künstlichen Hormonen keine unerwünschten Wirkungen und Kontraindikationen.

Wie wende ich natürliches Progesteron an?

Progesteron ist fettlöslich und hautgängig. Deshalb wird es in einer Cremegrundlage mit Vitamin E besonders gut aufgenommen. Diese Art der Anwendung macht es auch möglich, mit einer geringeren Hormonmenge auszukommen. Sie ist besonders schonend, da die Leber als Stoffwechselstation umgangen wird. Natürliche Progesteroncreme zieht schnell in die Haut ein und wird vom darunter liegenden Bindegewebe aufgenommen. So gelangt das Progesteron in den Blutkreislauf. Von dort wird es zu den Progesteron-Rezeptoren im gesamten Körper transportiert.

Frauen, die die Creme nicht mögen, können natürliche Hormone auch als Kapsel einnehmen. Hier wird allerdings eine größere Menge benötigt, da diese über die Leber verstoffwechselt wird (sogenannte Leberpassage). Eine Alternative ist es, diese Kapseln vaginal (in die Scheide einführen) oder rektal (in den Enddarm einführen) zu benutzen, da sie dann über die dortigen Schleimhäute aufgenommen werden und so die Leber umgehen. Allerdings ist die Dosis der Kapseln (100 mg) oft zu hoch. Es gibt inzwischen einige Apotheken, die mikronisierte Kapseln herstellen, die sich erst im Dünndarm auflösen.

Wo gibt es die Progesteroncreme? Wie heißt sie?

Es gibt ein einprozentiges Gel im Handel, das gegen Brustspannen verschrieben wird. Dies ist für die Behandlung bei Progesteronmangel zu schwach. Da es keine fertige dreiprozentige oder höher dosierte Creme gibt, kann im Prinzip jeder Apotheker sie herstellen. Der Preis liegt zwischen 15 und 30 Euro, je nach Menge. Da die Creme nicht firmenbezogen ist, sondern in Apotheken hergestellt wird, heißt sie meistens schlichtweg „Progesteroncreme" oder „Progesterongel".

Rezeptur Beispiel:

100,0 g Progesteron-Creme enthalten:

- Nat.Progesteron 3,0%,
- Ungentum emulsificans 17,0 g,
- Propylenglycol 10,0 g,
- dl-Tocopherolacetat 1,5 g,
- Aloe vera 1,5 g,
- Excipial-Creme 67,0 g

Wie schnell wirkt Progesteron?

Einige Frauen erzielen sofortige Ergebnisse mit der Anwendung von natürlichem Progesteron, bei anderen kann es einige Wochen dauern, bis eine spürbare Wirkung eintritt.

Fragen zu den Wechseljahren:

Gibt es die Möglichkeit, Wechseljahrsbeschwerden durch eine Behandlung mit natürlichen Hormonen zu vermeiden?

Ja, natürlich.

Was geschieht in den Wechseljahren mit meinem Körper?

Wenn die Produktion von Östrogen durch die Eierstöcke nachlässt, ist meist schon einige Jahre vorher die Progesteronproduktion geringer geworden. Dadurch stimmt das Gleichgewicht der Hormone nicht mehr. Erstes Anzeichen der beginnenden Wechseljahre ist oft die plötzlich unregelmäßig auftretende Periodenblutung.

Was sind die häufigsten Beschwerden der beginnenden Wechseljahre?

Schlafstörungen, Nachtschweiß, Schwindel, Blutdruckschwankungen, Hitzewallungen, Kreislaufstörungen, Herzbeschwerden, Stimmungswechsel, depressive Verstimmungen, Angstzustände, Gelenkschmerzen an Schulter, Hüfte, Hand- und Daumengelenken, meist wandernd und unabhängig von Belastungen. Dieselben Beschwerden treten auch nach der chirurgischen Entfernung der Eierstöcke/Ovarien (Adnektomie) auf oder können in milderer Form auch nach einer Gebärmutterentfernung (Hysterektomie) auftreten.

Wie hilft mir natürliches Progesteron?

Natürliches Progesteron mildert die vielen Symptome der Menopause und bringt sie größtenteils völlig zum Verschwinden. Es gleicht ein Überwiegen des Östrogens aus (Östrogendominanz).

Muss ich mit Beschwerden in der Menopause rechnen?

Nein, die Menopause ist ein völlig natürlicher Zustand und es gibt Frauen, die so gut wie keine nennenswerten Beschwerden haben. Andere haben Hitzewallungen und Schweißausbrüche, aber auch nur vorübergehend. Einige der Frauen leiden unter massiveren Beschwerden, wie Schlaflosigkeit, Depression, Gewichtszunahme, Blutdruckschwankungen, Stimmungsschwankungen, Muskel- und Gelenkschmerzen, Schwindelgefühlen und manche Frauen haben heftige und lang anhaltende Beschwerden über Jahre hinweg.

Was sind die größten Risiken einer Hormonersatztherapie mit körperfremden Hormonen?

Der Körper kommt mit Stoffen in Kontakt, die er nicht kennt, nicht verstoffwechseln kann und die darüber hinaus die Rezeptoren für die körpereigenen Hormone besetzen. Dies führt zu einem Ungleichgewicht, das in den einfachsten Fällen Schlafstörungen, Erschöpfungszustände und Gewichtszunahme, aber auch massive Beschwerden bis hin zu ernsthaften Erkrankungen wie Schlaganfall, Krebs und Herzinfarkt nach sich ziehen kann.

Sind Phytoöstrogene eine wirkliche Alternative bei der Behandlung von Wechseljahrsbeschwerden?

Nein, denn sie sind ebenfalls körperfremd und helfen nur bei leichteren Beschwerden.

Fragen zur Hormonbestimmung:

Wie bekomme ich Klarheit über meinen Hormonstatus?

Ein Speicheltest vermittelt einen Überblick über den momentanen Hormonstatus.

Warum testet man diese Hormone besser und einfacher über den Speichel?

Geschlechtshormone werden aus Cholesterin gebildet und sind daher fettige Substanzen. Im Körper werden sie über das Blut verteilt, das wässrig ist. Daher brauchen sie ein „Transportvehikel", meist ein Eiweißmoleküh1, damit sie im Blut schwimmen können.

Bei der Bestimmung im Blut haben wir die Summe aller Hormone, der an das Transportvehikel gebundenen und der ungebundenen. Wirksam sind aber nur die ungebundenen, freien, die dann auch im Speichel vorliegen. Gebundene Hormone gelangen nicht in den Speichel. Messungen aus dem Speichel sind bei Steroidhormonbestimmungen, zu denen die Sexualhormone gehören, von höherer Aussagekraft als die bisher üblichen Blutuntersuchungen. Es werden auch geringe hormonelle Veränderungen erkannt.

Welche Vorteile hat diese Methode?

Der Speicheltest ist für jede/n einfach zu machen, dieser Test lässt sich vollkommen eigenständig zum richtigen Zeitpunkt zu Hause durchführen. Die Messung im Speichel erfasst die freien aktiven Hormone, ohne Verfälschung durch Bindungsproteine. Die Probenentnahme ist schmerzlos, einfach durchzuführen und dabei kostengünstig. Zudem werden auch geringste hormonelle Veränderungen erkannt.

Wie weiß ich, ob ein Speicheltest für mich sinnvoll ist?

Im Buch finden Sie einen einfachen Fragebogen (siehe Kapitel 16.2), den Sie zur Orientierung ausfüllen können. Je mehr Punkte auf Sie zutreffen, desto wahrscheinlicher ist ein Hormonmangel oder ein hormonelles Ungleichgewicht. Liegt ein Verdacht bei Ihnen vor, sollten Sie Ihre Werte durch einen Speicheltest prüfen.

Wie kann ich mir den genauen Ablauf vorstellen?

Das Labor schickt Ihnen das angeforderte Test-Set zu und Sie können bequem und ganz einfach von zu Hause aus den Test durchführen. Eine genaue Beschreibung liegt bei. Wichtig zu wissen: Solange bei Frauen noch eine Periode besteht, sollte der Test in der zweiten Zyklushälfte vorgenommen werden, am besten am 22. Zyklustag (+/- zwei Tage). Wenn kein Zyklus mehr besteht, und bei Männern, spielt der Zeitpunkt der Testung keine Rolle. Ungefähr eine Woche nach Eingang Ihrer Probe erhalten Sie die Laborergebnisse mit einer ausführlichen Interpretation.

Welche Kosten kommen auf mich zu?

Pro ermitteltem Wert muss mit 20 bis 25 Euro gerechnet werden. Die Kosten werden direkt mit dem Labor abgerechnet. Es ergibt allerdings keinen Sinn, nur ein Hormon bestimmen zu lassen, wichtig sind die Verhältnisse der Hormone untereinander.

Wann sollte man nach dem ersten Test erneut seine Hormone testen?

Eine erste Kontrolle ist je nach Beschwerden nach drei bis sechs Monaten sinnvoll und sollte dann etwa einmal im Jahr erfolgen, bei Beschwerden jederzeit.

Sollten auch Männer von dieser Methode Gebrauch machen?

Natürlich, auch Männer haben hormonelle Beschwerden und auch „Wechseljahre“, also eine Zeit der hormonellen Veränderung und der nachlassenden Hormonleistung.

Was mache ich, wenn meine Ärztin/mein Arzt von einer Behandlung mit natürlichen Hormonen nichts wissen will?

Geben sie Ihrer Ärztin/Ihrem Arzt ein bisschen Zeit und die Möglichkeit, sich zu informieren. Wir haben eine Liste von Ärtzinnen und Ärzten erstellt, die mit der biologischen Hormontherapie vertraut sind.

Ist es sinnvoll bei Pilleneinnahme einen Speicheltest zu machen?

Ja, er zeigt, wie sehr die Eierstöcke in ihrer Funktion unterdrückt werden und ob zum ziemlich sicher vorhandenen Progesteronmangel auch eine Östrogendominanz besteht. Auch die mögliche Erschöpfung der Nebenniere kann dadurch gezeigt werden.

Das trifft auch auf die sog. Hormonspirale und auf andere Verhütungsmittel, wie dem Nuva-Ring, den Implantaten oder der 3-Monatsspritze zu.

Ist es sinnvoll bei einer bestehenden Schwangerschaft einen Speicheltest zu machen?

Es gibt noch keine genügende große Anzahl von Referenzwerten, so dass ich die Frage verneinen würde.

Progesteron ist ja das Schwangerschaft erhaltende Hormon, so spricht nichts dagegen in einer Frühschwangerschaft bei bestimmten Beschwerden wie Schwangerschaftsübelkeit oder drohendem Frühabort Progesteron in ausreichend hoher Menge zu geben. Ausreichend sind im Allgemeinen 100 bis 300 mg/Tag.

Männer:

Gibt es so etwas wie das Klimakterium des Mannes?

Ja, auch Männer kommen in die Jahre, mitunter auch spürbar in die Wechseljahre. Während dieser Lebensabschnitt der Frau seit Langem untersucht und bei Beschwerden auch behandelt wird, ist die Erkenntnis, dass auch Männer Wechseljahre haben, die sogenannte Andropause, noch sehr jung.

Was sind bei Männern die häufigsten Symptome, die auf ein Hormonungleichgewicht hinweisen?

Depressionen, das Gefühl, dass das Leben keinen Sinn (mehr) hat, Schlafstörungen, nachlassende Leistungsfähigkeit, Blutdruckschwankungen, Denk- und Merkstörungen, Herzbeschwerden, Herzrhythmusstörungen, Libidoverlust, Erektionsstörungen und Gewichtszunahme sind nur einige mögliche Erscheinungen, die mit der Umstellung des Hormonhaushaltes zu tun haben können.

Ist Progesteron ein Hormon speziell für Frauen?

Das Hormon Progesteron ist kein „weibliches" Hormon, sondern kommt bei beiden Geschlechtern vor, wenn auch in unterschiedlichen Mengen. Männer produzieren es in den Nebennieren und in den Hoden. Es wirkt sich nicht verweiblichend auf den männlichen Körper aus.

Welche Hormondefizite kommen beim Mann am häufigsten vor?

Das ist sehr unterschiedlich. Behandelt werden kann mit allen naturidentischen Hormonen: Testosteron, DHEA, Östrogen, Progesteron, je nach Beschwerden.

Gibt es auf natürlichem Weg etwas, das bei Impotenz hilft?

Es empfiehlt sich einen Speicheltest zu machen und den Ausgleich des eventuell vorhandenen Hormonungleichgewichts mit naturidentischen Hormonen anzustreben. So kann sich die Erektionsfähigkeit wieder verbessern, oft fehlen außerdem Vitamine, Mineralien und Spurenelemente. Auch Phytohormone, wie Tribulus terrestris oder Präparate mit weißem Ginseng können sehr hilfreich sein.

Warum treten gehäuft Prostatabeschwerden auf?

Gutartige Vergrößerungen der Prostata sind bei Männern im Alter ab 50 Jahren ein häufiges Problem. Es hängt mit der veränderten Hormonlage zusammen. Sind Östrogene (auch die gibt es bei Männern), Progesteron und Testosteron im Gleichgewicht, werden Prostataprobleme verhindert oder bilden sich zurück. Somit ist eine ausgeglichene Hormonlage auch ein Schutz vor Prostatakrebs.

Was können naturidentische Hormone in der Andropause bewirken?

Sie lindern die Beschwerden der Andropause, wie Probleme beim Wasserlassen (Miktionsbeschwerden), wirken psychisch ausgleichend und stabilisierend und als natürliches Antidepressivum, normalisieren die Blutgerinnung, reduzieren die Gefahr von Schlaganfall und Embolien. Sie verbessern die Schilddrüsenfunktion, da sie die Hormonverwertung verbessern, und helfen Fett in Energie umzuwandeln, sie wirken ausschwemmend und regulieren so Ödeme und hohen Blutdruck, stärken Gefäßwände und verbessern Venenbeschwerden. Sie schützen vor Krebs (u.a. Prostatakrebs), vor Herzerkrankungen, verbessern die Konzentration und die Gedächtnisleistung, den Schlaf und die Schlafqualität, die Erektionsfähigkeit, wirken knochenaufbauend und bessern so Osteoporose und haben im Gegensatz zu künstlichen Hormonen keine unerwünschten Wirkungen und keine Kontraindikationen.

Hat mein Brustansatz etwas mit Hormonen zu tun?

Ja, höchstwahrscheinlich liegen zu viele Östrogene vor und das Verhältnis der Hormone allgemein ist gestört.

Fragen zu Krankheiten und Beschwerden, die auf ein Hormonungleichgewicht zurückzuführen sind:

Frauen und Männer:

Was tun gegen Osteoporose? Kann man hier mit natürlichen Hormonen helfen?

Ja, Progesteron ist zur Vorbeugung und zur Heilung von Osteoporose sehr wichtig, DHEA und Östrogene scheinen dafür ebenfalls eine wichtige Rolle zu spielen. Natürlich gehören Bewegung, eine basische Ernährung und einige Vitamine, Mineralien und Spurenelemente auch dazu.

Kann man bei Unfruchtbarkeit etwas tun?

Bei Formen der Unfruchtbarkeit, die auf einen zu niedrigen Progesteronspiegel zurückzuführen sind, kann ein Ausbalancieren der Hormone sicher helfen.

Hat meine fehlende Libido etwas mit einem Hormonungleichgewicht zu tun?

Ja, sowohl Progesteron wie auch DHEA und Testosteron sind daran beteiligt.

Können natürliche Hormone den Alterungsprozess verlangsamen?

Neben einer Therapie mit naturidentischen Hormonen hält die ganzheitliche, natürliche Medizin eine Reihe von Methoden bereit, mit denen ein gesunder Alterungsprozess begleitet werden kann. Wenn die Progesteron- und DHEA-Werte zu niedrig sind, hat dies Einfluss auf den Alterungsprozess und kann behandelt werden. Die Regulierung des Säure-Base-Haushaltes, Entgiftungs- und Entschlackungstherapien zum Beispiel nach Ayurveda oder eine Dr. F. X. Mayr-Kur hat ebenso wie gesunde Ernährung, genug Wasser trinken und ausreichende Bewegung einen nachweisbaren Einfluss. Sinnvolle Nahrungsergänzungsmittel, besser als Orthomolekulare Vitalstoffe oder als Zellstoffmedizin bezeichnet, haben in der Zeit ebenfalls einen großen Stellenwert.

Sind Gelenkschmerzen immer Arthrosen?

Nein, oft sind sie hormonell bedingt.

Kann ich mit einer Behandlung durch natürliche Hormone meine Stimmungen in den Griff bekommen?

Ja, bei Depressionen ist das Östrogen zu hoch oder zu niedrig, beides kann Depressionen verursachen, DHEA kann fehlen und das Cortisol zu niedrig oder zu hoch sein. Ein Progesteronmangel ist (fast) immer vorhanden.

Was kann ich tun, um endlich wieder gut zu schlafen?

Machen Sie einen Speicheltest und gleichen Sie dann Ihr vermutlich bestehendes Hormonungleichgewicht aus.

Was gibt es bei einem hohen Cholesterinspiegel zu beachten?

Der hohe Cholesterinspiegel zeigt nur ein bestehendes Ungleichgewicht anderer Stoffe. Cholesterin ist die Vorläufersubstanz der Geschlechtshormone. Ein Anstieg des Cholesterins hat immer auch mit einem hormonellen Ungleichgewicht zu tun. Sinnvollerweise sollten erst die Hormone wieder ins Gleichgewicht gebracht werden, bevor ein zu hoher Cholesterinspiegel behandelt wird.

Frauen:

Ich leide unter PMS, was würden Sie mir raten?

Machen Sie einen Speicheltest in der zweiten Zyklushälfte (22. Zyklustag +/- zwei Tage), wobei der erste Blutungstag als erster Zyklustag gerechnet wird. Wenn ein niedriger Progesteronspiegel getestet wird, kann Progesteron helfen.

Zur Behandlung von PMS wird Progesteron nur in der zweiten Zyklushälfte angewendet. Manchmal ist es hilfreich, mit einer sehr niedrigen Dosis am 14. Tag zu beginnen und jeden Tag die Dosis zu erhöhen, sodass die höchste erlaubte Dosierung kurz vor der Menstruation angewandt wird. Als krampflösendes Mittel ist Magnesium sehr empfehlenswert. Zink, Vitamin B6, B3, Vitamin C und E und Pflanzenextrakte vom Mönchspfeffer *(Agnus castus)* oder Nachtkerzenöl können ebenfalls sehr hilfreich sein.

Kann natürliches Progesteron bei Endometriose helfen?

Ja, es verbessert die Beschwerden.

Hat meine häufig wiederkehrende Migräne etwas mit meinem Hormonhaushalt zu tun?

Ja, Kopfschmerzen und Migräne haben häufig die Ursache in einer Östrogendominanz, also einem Progesteronmangel, bei Frauen speziell prämenstruell, also kurz vor der Regelblutung.

Kann natürliches Progesteron nach einer Brustkrebserkrankung verwendet werden?

Eine 30 Jahre dauernde Studie der anerkannten Johns Hopkins University in Amerika ergab, dass Frauen mit einem Progesteronmangel 5,4-mal brustkrebsgefährdeter und zehnmal allgemein krebsgefährdeter waren (Am. J. Epidem. 2, p.114, 1981). Dies stellt einen weiteren Beweis für die krebsschützenden Eigenschaften von Progesteron dar. Und schließlich zeigt eine französische Studie (Fertility and Sterility 63: 785-91), dass Progesteron die Zellteilungsrate in den Brustdrüsenzellen senkt.

Kann natürliches Progesteron nach einer Hysterektomie (Gebärmutterentfernung) sinnvoll sein?

Ja, Progesteron ist unverzichtbar für den Körper, egal ob mit oder ohne Gebärmutter. Es ist eine wichtige Osteoporosevorsorge und schützt vor Brustkrebs, erhält uns gesund und unser biologisches Gleichgewicht im Körper aufrecht.

Muss ein Carpaltunnelsyndrom (CTS) wirklich operiert werden?

Nein, sinnvoll ist es, erst einmal das vermutlich bestehende hormonelle Ungleichgewicht zu beheben.

Kann man durch natürliche Hormone Brustkrebs vermeiden oder zumindest vorbeugen?

Ja, mit natürlichem Progesteron. Neue französische Studien kommen zu der Erkenntnis, dass Frauen mit einem ausreichenden Progesteronspiegel deutlich seltener Brustkrebs bekommen.

Seitdem ich die Hormonspirale habe, geht es mir nur noch schlecht. Gibt es einen Zusammenhang?

Ja, natürlich. Durch das künstliche Hormon in der Spirale wird die Progesteronprodukution unterdrückt, und da Progesteron ein sehr vielseitiges Hormon ist und für viele Aufgaben gebraucht wird, kann es zu den verschiedensten Beschwerden wie Schlafstörungen, Brustspannung, Wassereinlagerungen, Gewichtsveränderungen, Migräne, depressiven Verstimmungen bis hin zu Depressionen, Angst- und Panikattacken, aber auch zu Muskel- und Gelenkschmerzen, erhöhter Anfälligkeit für Infekte und vieles andere mehr kommen.

Was halten Sie von der Drei-Monatsspritze?

Nichts! Künstliche Stoffe, die mindestens drei Monate lang die körpereigene Hormonproduktion und damit den gesamten Stoffwechsel verändern, können nicht gut sein.

Was kann ich gegen meine unnatürliche Gesichtsbehaarung machen?

Progesteron ist ein Vorläufer anderer wichtiger Steroidhormone. Wenn nun zu wenig oder kein Progesteron mehr hergestellt wird, gehen die Nebennieren dazu über, die benötigten Hormone aus einem anderen Hormonvorläufer, dem DHEA herzustellen. Dies führt zu vermehrter Bildung männlicher Hormone, die normalerweise bei Frauen nur in kleinen Mengen gebildet werden. Nebeneffekte können sich in einem haarigen Kinn, stark behaarten Beinen oder einem Verlust von Kopfhaar zeigen. Eine Behandlung mit natürlichem Progesteron kann meist helfen.

Sonstige Fragen:

Gibt es Medikamente, die Wirkung auf das hormonelle Gleichgewicht haben?

Ja, zum Beispiel die „Pille", Hormonspiralen, Verhütungsringe, Drei-Monatsspritzen, Diuretika, Magensäureblocker, Betablocker, synthetisches Kortison, Cholesterinsenker, Schilddrüsenmedikamente und viele andere mehr.

Wirkt eine Hormoncreme nur örtlich?

Viele Rezepturen für sogenannte Anti-Aging-Cremes basieren auf der Annahme, dass sie nur örtlich wirken. Durch die jahrelange Erfahrung mit Speicheltests zeigt sich, dass sie sehr wohl ihre Wirkung im gesamten Körper entfalten und damit auch zu unerwünschten Wirkungen führen können.

Meine Hormonspirale soll nur örtlich wirken. Stimmt das?

Sicher nicht, wie viele leidvolle Beispiele zeigen. Durch die jahrelange Erfahrung mit Speicheltests zeigt sich, dass „Hormone", die aus der „Spirale" freigesetzt werden, ebenfalls ihre Wirkung im gesamten Körper entfalten können.

Was kann ich tun, um länger leistungsfähig und potent zu bleiben?

Das Geheimnis einer erfolgreichen Behandlung heißt: Natürliche, bioidentische Hormone zum Ausgleich des bestehenden Hormondefizits.

Aussagen von Prof. Dr. Dr. Johannes Huber, Professor für Gynäkologie und Endokrinologie an der Universität in Wien

„Durch eine Progesteron-Substitution können nicht nur depressive Verstimmungen, sondern auch die prämenstruelle Migräne und manche Formen der Epilepsie geheilt werden."

...

„Auch Gelenkschmerzen, die perimenopausal auftreten, können Ausdruck des sinkenden Hormonspiegels sein."

...

„Es wird zur Diskussion gestellt, ob es sinnvoller ist, Psychopharmaka, Schmerzmittel und Lipidsenker zu verschreiben, als jenes Hormon, dessen Fehlen depressive Verstimmungen, eine Hypercholesterinämie (etc) verursacht."

...

„Der protektive Effekt der Sexualhormone am Knochen, an der Haut, an den Haaren, den Sinnesorganen und am Beckenboden, beziehungsweise an der Blase ist bewiesen."

...

„Allerdings sind diese Wirkungen des natürlichen Progesterons nicht bei jedem Gestagen (Progestin), das im Handel ist, vorhanden."

Quelle: Update Fakt & Figures, Internationale Zeitschrift für ärztliche Fortbildung, Gynäkologie & Endokrinologie, Nr.24/Dezember 2001

Literatur

Berkson, D. Lindsey: „Hormone Deception –How Everyday Foods and Products are Disrupting your Hormones”, Contemporary Books, USA, 2000

Buchner, Elisabeth: „Wenn Körper und Gefühle Achterbahn spielen …“, Elisabeth Buchner FVB Verlag, Kleinsendelbach, März 2000

Burnett, Dr. J. Compton: „Organerkrankungen bei Frauen”, Schriftenreihe der Clemens von Bönninghausen-Akademie, Band 9, Verlag Müller & Steinicke, München, 1993

Burnett, Dr. J. Compton: „Die Wechseljahre der Frauen“, Schriftenreihe der Clemens von Bönninghausen-Akademie, Band 9, Verlag Müller & Steinicke München, 1993

Challem, Jack: „The ABC’s of Hormones”, Keats Publishing, USA, 1999

Dalton, Dr. med. Katharina: “The PMS-Bible”, Verlag Vermilion, 2. Auflage, 2000

Dalton, Dr. med. Katharina: „Once a month –Understanding and treating PMS“, Hunter House Inc. Publishers, Alameda USA, 1999

Dalton, Dr. med. Katharina, MD: „Mütter nach der Geburt, Wege aus der Depression“, Ratgeber Fischer Verlag, Frankfurt, 1992

Dubben, Heike: „Die ganzheitliche Frauenapotheke: Natürliche Selbsthilfe für Frauen mit dem Besten aus Homöopathie, anthroposophischer Medizin und Naturheilkunde“ von Books on Demand (2008)

Elkins, Rita: „Wild Yam – Nature´s Progesterone“, Woodland Publishing, USA, 1999

Fischl, Franz Prof.Dr. / Feiertag, Andreas: „Wirtschaftsfaktor Brustkrebs“, Springer-Verlag Wien, 2005

Freundl, Prof. Dr. med. Günter; Tigges, Dr. Jürgen: „Gynäkologische Endokrinologie für die Praxis“, Fischer Verlag Jena, 1995

Friedinger, Martina und Michael: „Entgiftung durch Pflanzen nach David Sandoval“, Verlag Denkmayer, 2003

Friedinger, Martina: „Hippokrates Nahrung – Die Lebenskraft in Gräsern, Algen und Keimen“, Verlag Denkmayer, Linz 2007

Fournier et al.: „Breast cancer risk in relation to different types of hormone replacement therapy in the E3N-EPIC cohort“, Int. J. Cancer 2005 Apr 10; 114 (3): 448-54.

Gaby, Dr. Alan: „Preventing and Reversing Osteoporosis“ Prima Lifestyles, 1995

Hahnemann, Dr. Samuel „Organon der Heilkunst – Aude sapere. Hrsg. Richard Haehl, Haug Verlag, Heidelberg, 1993

Hartenbach, Prof. Dr. med. Walter: „Die Cholesterinlüge”, Herbig Verlag, 2008

Helden von, Raimund Dr.med.: „Gesund in sieben Tagen – Erfolge mit der Vitamin-D- Therapie“ Hygeia-Verlag Dresden 2011

Hertoghe, Thierry MD.: „The Hormone Solution“, Three Rivers Press, NY. 2002

Hild, Anne „Natürliches Anti-Aging“, Aurum Verlag, Bielefeld 2013

Hoffmann, Knut, Dr. med., Silvya Knöpfel „Verhütung, welche Methode passt zu mir“ und das dazu gehörende „Praxisbuch“ „Natürlich und sicher“ TRIAS -Verlag
Huber, Johannes, Prof.Dr. / Gregor, Elisa: „Die Männermacher“, Knaur Verlag 2001
Huber, Prof. Dr. med. Johannes: „Die Gesundheit der Frau, warum Frauen länger leben“, Verlag Carl Huber Überreuther Wien, 2008
Huber, Prof. Dr. med. Johannes: „Die Hormontherapie“, Ariston Verlag Genf/München, 1993
Huber, Prof. Dr. med. Johannes: „Die Hormontherapie“, Heyne Bücher München, 1995
Huber, Prof. Dr. med. Johannes: „Endokrine Gynäkologie, Einführung in die frauenspezifische Medizin“, Verlag Wilhelm Maudrich, Wien-München-Bern, Wien, 1998
Huber, Prof. Dr. med. Johannes: „Hormontherapie – Wie Hormone unsere Gesundheit schützen“, Heinrich Hugendubel Verlag, Kreuzlingen/ München, 2007
Huber, Prof. Dr. med. Johannes: „Individuelle Hormonersatztherapie“, Uni Med Verlag, Bremen/London/Boston, 2002
Huber, Prof. Dr. med. Johannes; Gregor, Elisa: „Die Kraft der Hormone“, Knaur Ratgeber Verlage, 2005
Huber, Prof. Dr. med. Johannes; Gregor, Elisa: „Die Männer-Macher – Die sensationelle Wirkung der Hormone auf Vitalität, Potenz und gutes Aussehen”, Midena Verlag München, 2001
Huber, Prof. Dr. med. Johannes; Schindler, Prof. Dr. med. A.E.: „Die Frau im Klimakterium – eine ganzheitliche Betrachtung“, 1995 by Rhone-Poulenc Rorer GmbH, Köln
Humble, Jim: „MMS: Der Durchbruch“, Mobiwell Verlag, Potsdam, 2007
Jacobi, Günther H. Biesalski, Hans-Konrad und Gola, Ute: „Anti-Aging für Männer, Strategien für den ganzen Mann“, Thieme-Verlag, Stuttgart, 2004
Kharrazian, Dr. Datis: „Schildddrüsenunterfunktion und Hashimoto anders behandeln“, VAK-Verlag, Kirchzarten bei Freiburg, 2013
Klentze, Dr. med. Michael: „Für immer jung durch Anti-Aging”, Ehrenwirth Verlag, München, 2001
Lee John R. MD: „What your Doctor may not tell you about Breast Cancer, How Hormone Balance May save Your Life”, HarperCollins Publishers, London, 2002
Lee, Dr. med. John R.: „Natürliches Progesteron – Ein bemerkenswertes Hormon“, AKSE-Verlag, Oberhaching/München, 4. Auflage, 2007
Lee, Dr. med. John R.: „Progesteron Therapy for Men“ by Hormons Etc., Phönix, USA, 2003
Lee, Dr. med. John R.; Buchner, Elisabeth: „Wie Männer stark bleiben”, Familien Verlag, 2005
Lee, Dr. med. John R.; Hopkins, Virginia: „Hormone Balance Made Simple”, Warner Books, New York, 2006
Lee, Dr. med. John R.; Hopkins, Virginia: „What your Doctor may not tell you about Menopause”, Warner Books, New York, 1996
Lee, John R. MD: „What your Doctor may not tell you about Premenopause, Balance your Life from thirty to fifty”, Warner Books, New York, 1999

Lippegaus, Olaf; Prokscha, Sabine; Thimme, Corinna: „Verharmloste Gefahren, Krebs durch Hormonbehandlung“, ZDF, Sendung vom 16.06.2009
Lipton, Bruce H., Ph.D.: „Intelligente Zellen – Wie Erfahrungen unsere Gene steuern”, Koha Verlag, Burgrain, 2009
Love, Dr. med. Susan M.: „Das Hormonbuch – was Frauen in den Wechseljahren wissen sollten“, Fischer Taschenbuch Verlag, Frankfurt/Main, 4. Auflage, 2002
Nachtigall, Dr. med. Lila: „Östrogen“, Irisana, Verlag Heinrich Hugendubel, München, 2002
Platt, Dr. med. Michael: „Die Hormon Revolution“, VAK Verlag, Kirchzarten bei Freiburg, 2009
Randolph, Dr. med C.W.; James, Genie: „From Hormone Hell to Hormone Well – Discover Human-Identical Hormones as a safe and effective treatment”, Published by The Natural Hormone Institute of America Inc., 2004
Rashid, Selma MD: „Hormones Explained“, Trafford Publishers, USA, 2010
Reiss, Uzzi, MD: „Natural Hormone Balance for Women“, Pocket Books, NY, 2001
Reiss, Uzzi, MD: „The Natural Superwoman“, Pinguin-Books, London 2008
Riedweg, Dr. med. Franz: „Hormonmangel” Theorie und Praxis der pflanzlichen Hormondrüsenstimulation, Sonntag Verlag, Stuttgart, 1998
Rimkus, Dr. med. Volker: „Der Mann im Wechsel seiner Jahre, Lebenslust statt Lebensfrust“, Verlag Arche Noah, Oster-Schnattebüll, 2000
Rimkus Volker, Dr. med.: „Die Rimkus Methode – für den Mann“, Hochschulverlag, 2006
Rimkus Volker, Dr. med.: „Die Rimkus Methode – für die Frau“, Hochschulverlag, 2006
Risch, Gerhard: „Homöopathie ist (k)eine Kunst“, Verlag Müller & Steinicke, München, 1994
Risch, Gerhard: „Homöopathik“, Pflaum Verlag, München, 1993
Rushton, Anna; Bond, Dr. med. Shirley: „Natürliches Progesteron – Fragen und Antworten“, TB Goldmann Verlag, 3. Auflage, 2000
Ryneveld, Edna: „Unbeschwerte Wechseljahre – Geheimnisse der Naturheilmethode (Homöopathie und biologische Medizin), Haug Verlag, Heidelberg, 1997
Sander, Dr. Friedrich F. „Der Säure-Basenhaushalt des menschlichen Organismus“ 3. Auflage, Hippokrates Verlag, Stuttgart, 1999
Scheuernstuhl, Dr. med. Dipl. Psych. Annelie: „Ein Ausweg aus dem Hormondilemma – Natürliches Progesteron“, BIO-Heft 2/2006 BIO Ritter Verlag, 82327 Tutzing
Servan-Schreiber, Dr. med. David: „Das Anti-Krebs-Buch“, Verlag Antje Kunstmann GmbH, München 2008
Servan-Schreiber, Dr. med. David: „Die Neue Medizin der Emotionen“, Goldmann Taschenbuch, München, 2004
Shealy, Dr. med. C. Norman: „Natural Progesterone Cream – Safe and Natural Hormone Replacement“, Keats Publishing, USA 1999
Stanton, Alicia, MD / Tweed, Vera: „Hormone Harmony“, Healthy Life Library, L.A. 2009

Umbreit, Dr. med. Klaus: „Männlichkeit & Hormone“, Cavallier Verlag, Overath, 2000
Wartian, Smith Pamela, MD: „What you must know about Womens's Hormones, Square One Publishers, NY, 2010. arznei-telegramm 2013; Jg. 44 Nr 12 „Mammakarzinome unter gestagenhaltigem Intrauterinpessar Mirena“
Wiley, T.S.; Taguchi, Dr. med. Julie: „Sex, Lies and Menopause – The shocking Truth About Synthetic Hormones and the Benefits of Natural Alternatives", HarperCollins Books, New York, 2003
Worlischek, Michael: „Praxis des Säure-Basen-Haushaltes; Grundlagen und Therapie“, Haugg Verlag, Stuttgart, 6. Auflage, 2007
Worlischek, Michael; Mayr, Peter: „Der Säure-Basen-Einkaufsführer, TB, Haugg Verlag, Stuttgart 2001
Wright, Dr. Jonathan V.; Morgenthaler, John: „Natural Hormone Replacement – For Women over 45“, Smart Publikation, USA, 1997
Wright, Jonathan MD & Lenard, Lane PhD:„Stay young and sexy with Bio-Identical Hormone Replacement“Smart PublicationsPetaluma, CA 94955, publishes 1st Edition 2010

Anhang zur Literaturliste

Literaturangaben zur Bestimmung von Sexualhormonen aus dem Speichel:

Aardal E, Holm AC. Cortisol in saliva-reference ranges and relation to cortisol in serum. Eur J Clin Chem Clin Biochem 1995; 33(12): 927-932.
Aardal-Eriksson E et al. Salivary cortisol - an alternative to serum cortisol determinations in dynamic function tests. Clin Chem Lab Med 1998; 36(4): 215-222.
Belkien LD et al. Estradiol in saliva for monitoring follicular stimulation in an in vitro fertilization program. Fertil Steril 198; 44(3): 322-327.
Choe JK et al. Progesterone and estradiol in the saliva and plasma during the menstrual cycle. Am J Obstet Gynecol 1983; 147(5): 557-562.
Khan-Dawood FS et al. Salivary and plasma bound and "free" testosterone in men and women. Am J Obstet Gynecol 1984; 148(4): 441-445.
Lo MS et al. Clinical applications of salivary cortisol measurements. Singapore Med J 1992; 33(2): 170-173.

Studien:

- „Thrombosen unter drospirenon-haltigen Antibabypillen“ http://www.arznei-telegramm.de/html/2006_10/0610094_01.html:
- Selbsthilfegruppe Drospirenon-Geschädigter: http://www.risiko-pille.de

Brustkrebs:
http://www.biokrebs.de/aerzte-informtionen/dzo-news/99-brustkrebs6/303-lignane-senken-das-risiko-fuer-brustkrebs
http://www.bcaction.de/bcaction/brustkrebs-heilen-ist-gut-vermeiden-ist-besser/
http://www.netzwerk-frauengesundheit.com/sojaprodukte-in-wechseljahren-gut-bei-brustkrebs-schlecht-was-stimmt-interview-mit-frau-dr-rauch-petz
http://www.prnewswire.co.uk/news-releases/Mammografien-sind-gefahrlich-und-nutzlos-warnt-samuel-s-epstein-md-153956815.html

„Dangers and Unreliability of Mammography: Breast Examination is a Safe, Effective and Practical Alternative“ [Die Gefahren und die Unzuverlässigkeit der Mammografie, Selbstuntersuchung der Brust als sichere, wirksame und praktische Alternative], von Samuel S. Epstein, Barbara Seaman and Rosalie Bertell, International Journal of Health Services, Band 31(3):605-615, 2001.)

DHEA

Liu D, Dillon JS. 2002. Dehydroepiandrosterone activates endothelial cell nitric-oxide synthase by a specific plasma membrane receptor coupled to Ga i2,3. J Biol Chem 277:21379-21388

Kawano H, Yasue H, Kitagawa A, et al.: Dehydroepiandrosterone supplementation improves endothelial function and insulin sensitivity in men. J Clin Endocrinol Metab 2003, 88:3190-3195

Dehydroepiandrosterone: Biological Effects and clinical significance
Alan R. Gaby,M.D. Alt Med Rev 1996;1(2):60-69

Effects of DHEA replacement on bone mineral density and body composition in elderly women and men, Dennis T. Villareal, John O. Holloszy and Wendy M. Kohrt, Clinical Endocrinology 2000 Nov;53(5): 561-568

Dehydroepiandrosterone Supplementation Improves Endothelial Function and Insulin, Sensitivity in Men, Hiroaki Kawano, Hirofumi Yasue, Akira Kitagawa, et al., J Clin Endocrinol Metab 2003;88: 3190–3195

Age-related decrease of dehydroepiandrosterone concentrations in low density lipoproteins and its role in the susceptibility of low density lipoproteins to lipid peroxidation, Abdelouahed Khalil, Jean-Philippe Fortin, Jean-Guy LeHoux, and Tamàs Fül.p, J. Lipid Res. 2000;41: 1552–1561

Biotransformation of Oral Dehydroepiandrosterone in Elderly Men: Significant, Increase in Circulating Estrogens, Wiebke Arlt, Joachim Haas, Frank Callies, et al., J Clin Endocrinol Metab 1999;84: 2170–2176

Effect of DHEA on Abdominal Fat and Insulin Action in Elderly Women and Men, Dennis T. Villareal, John O. Holloszy, JAMA 2004 Nov 10;292(18):2243-48

zu ADHS
www.adhs-deutschland.de
www.zentrales-adhs-netz.de

zu Burnout
http://www.burnout-fachberatung.de/burnout-test.htm

zu Verhütung / allgemein:
www.profamilia.de
www.ffgz.de

zum Verhütungscomputer:
http://www.sympto.org

zum Diaphragma:
www.med1.de/Forum/Verhuetung/333302/7238020/

Register /Stichwortverzeichnis

M

N

O

P

23.10 Information zu Therapeuten

Auf den unten stehenden Websites finden Sie eine Liste von ÄrztInnen, HeilpraktikerInnen und Apotheken aus Deutschland, Österreich und der Schweiz, die Erfahrung mit der Behandlung oder der Herstellung von bioidentischen Hormonen haben. Wir möchten darauf hinweisen, dass die Behandlungsweise der TherapeutInnen von den Empfehlungen, die in dem Buch „Natürliche Hormontherapie" stehen, abweichen kann. Die Liste wird stetig auf den neusten Stand gebracht, erhebt aber keinen Anspruch auf Vollständigkeit. Bitte beachten Sie, dass es sich bei den meisten der genannten Adressen um Privatpraxen handelt.

www.dr-scheuernstuhl.de
www.hormony.de